치과 진료

두 그림의 다른 부분 5곳을 찾아 동그라미 해보세요.

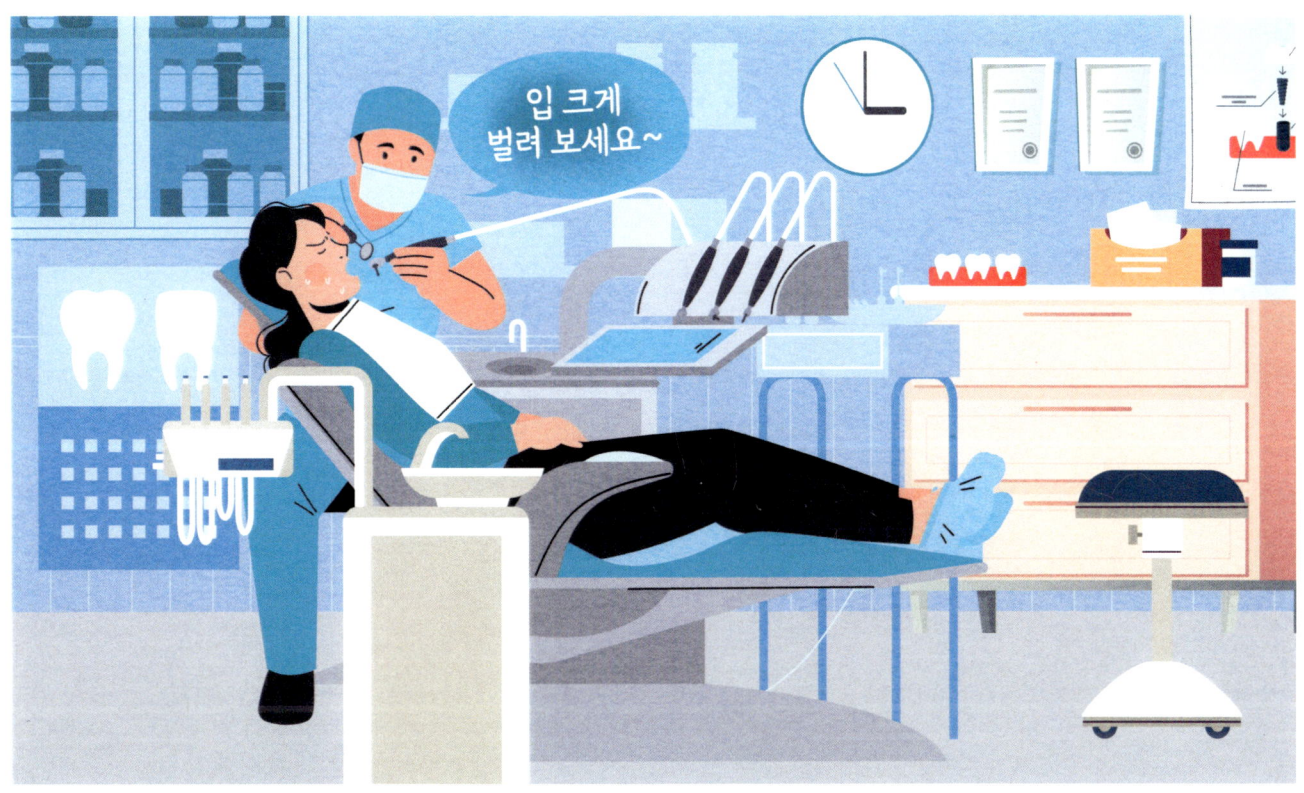

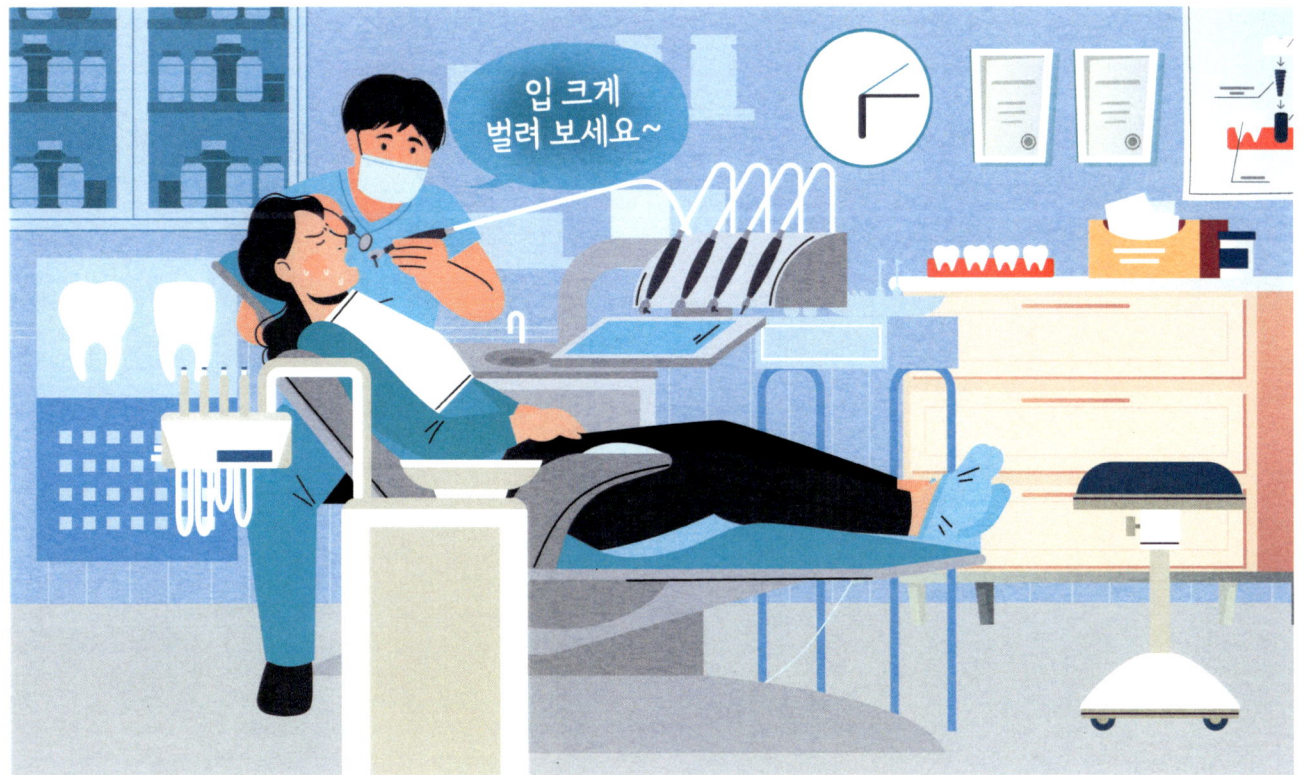

무궁화꽃이 피었습니다

두 그림의 다른 부분 5곳을 찾아 동그라미 해보세요.

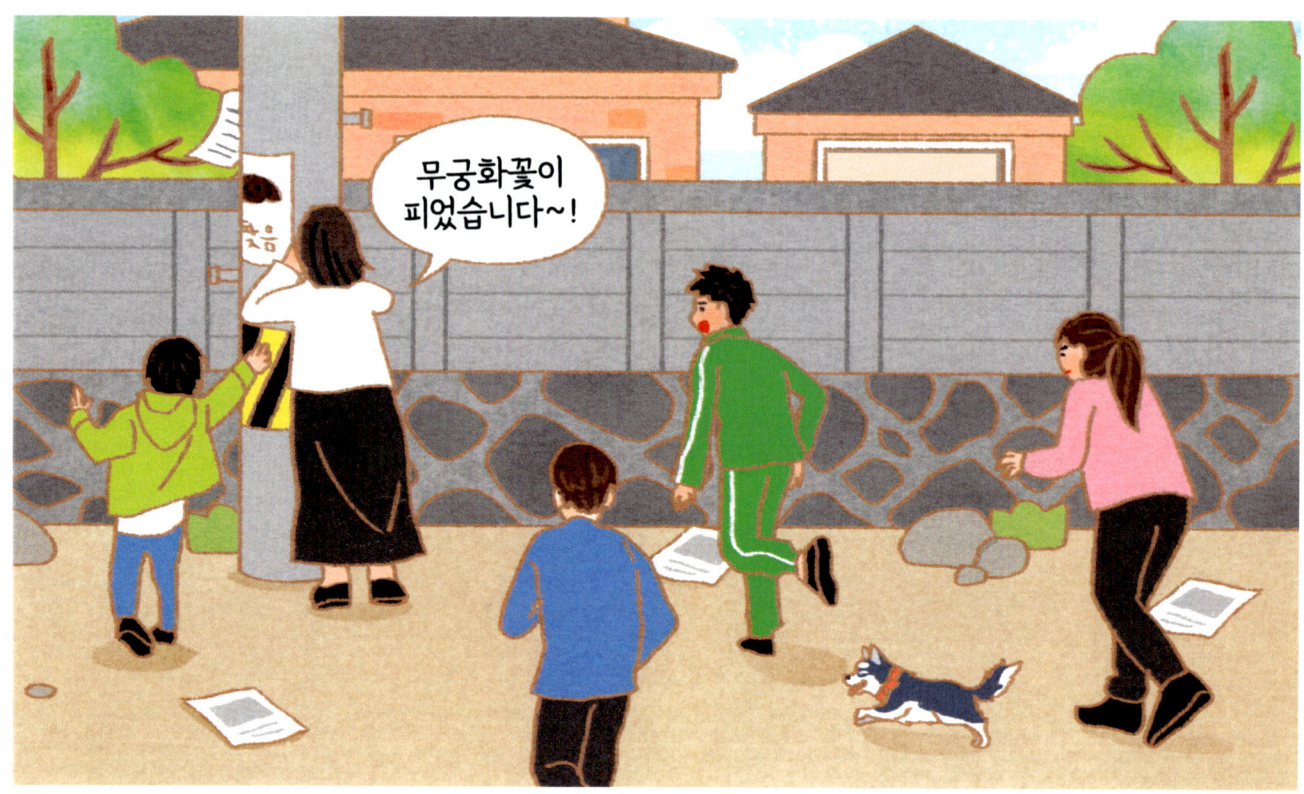

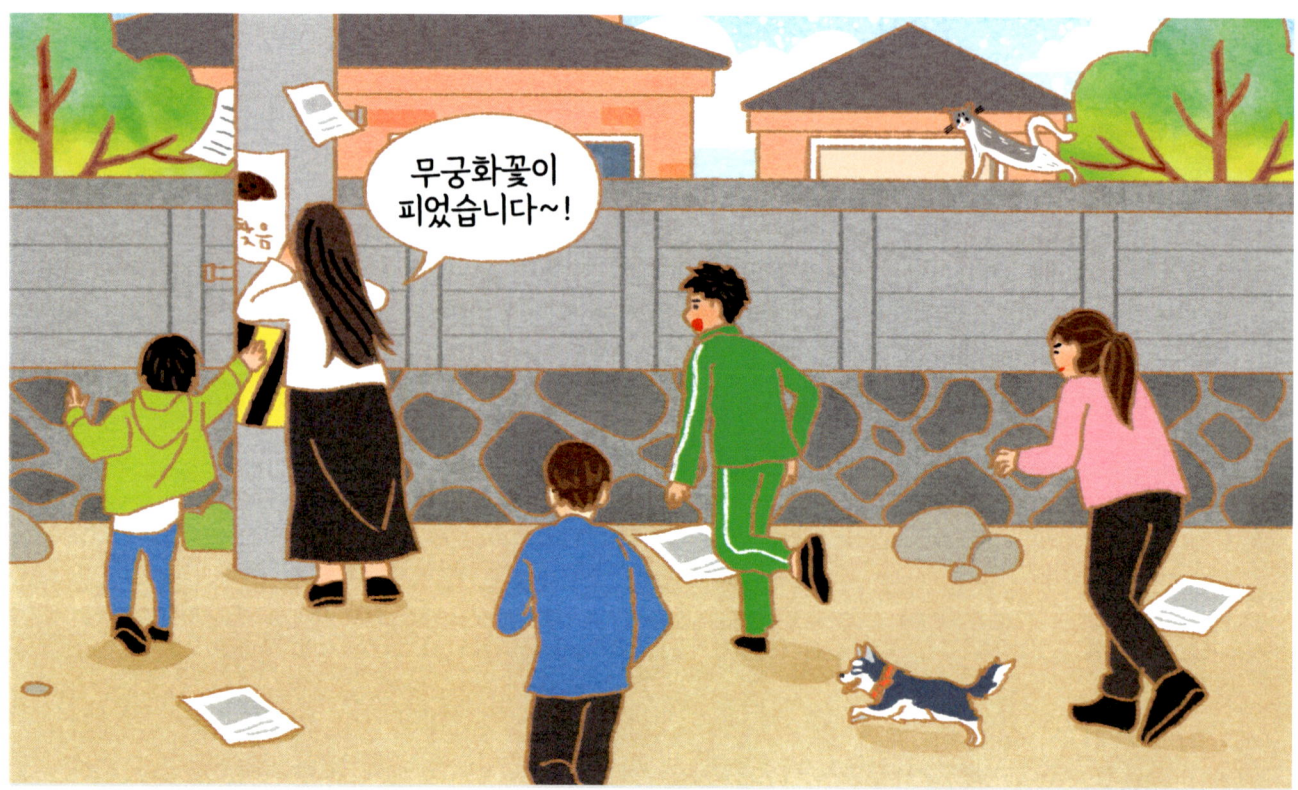

동네 미용실

두 그림의 다른 부분 5곳을 찾아 동그라미 해보세요.

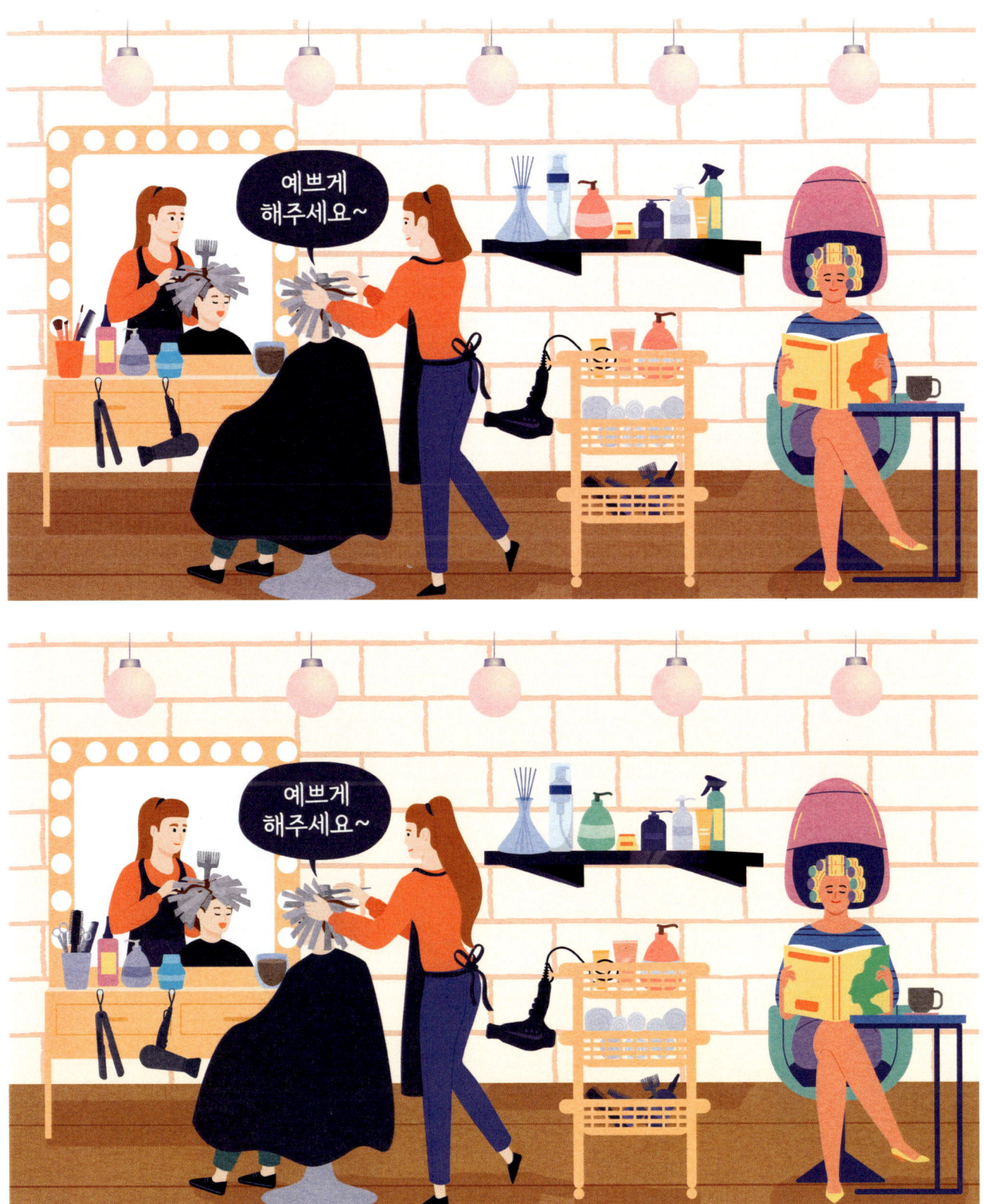

등산하는 날

두 그림의 다른 부분 5곳을 찾아 동그라미 해보세요.

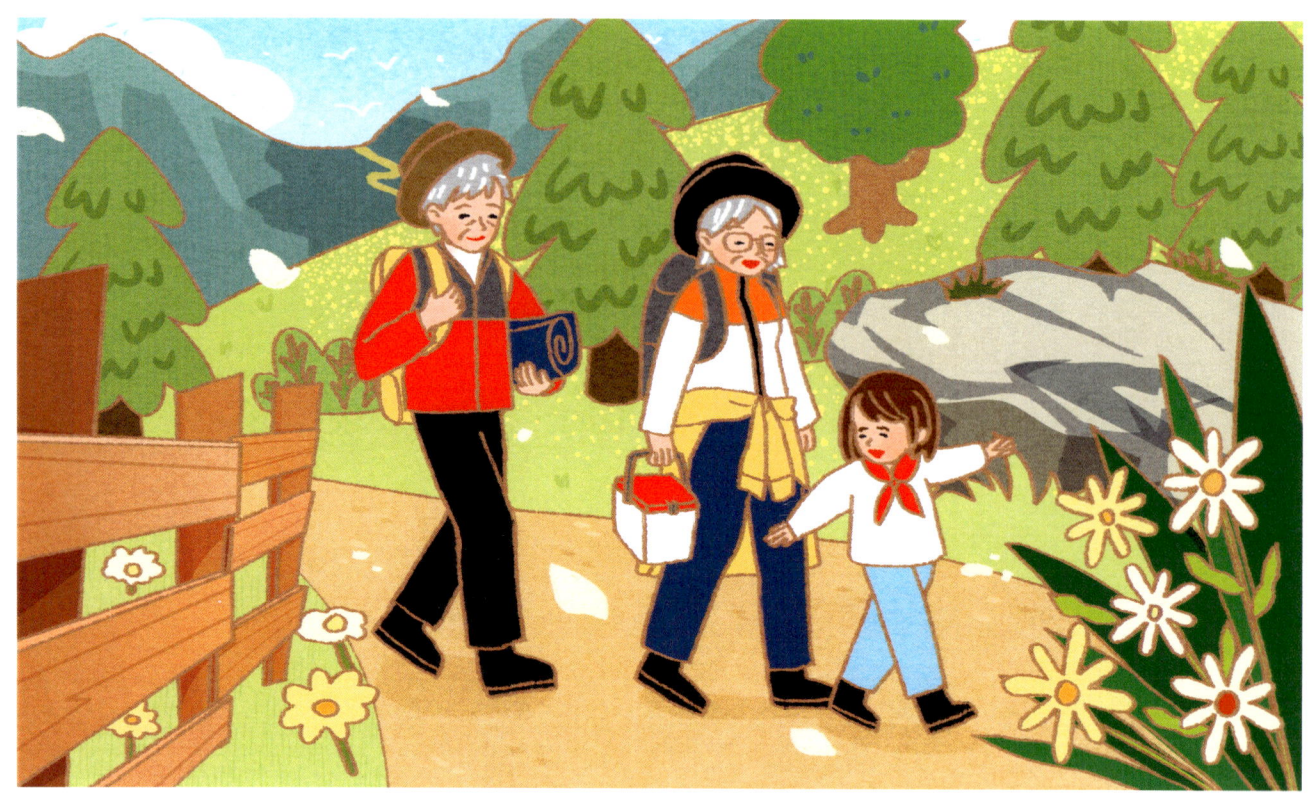

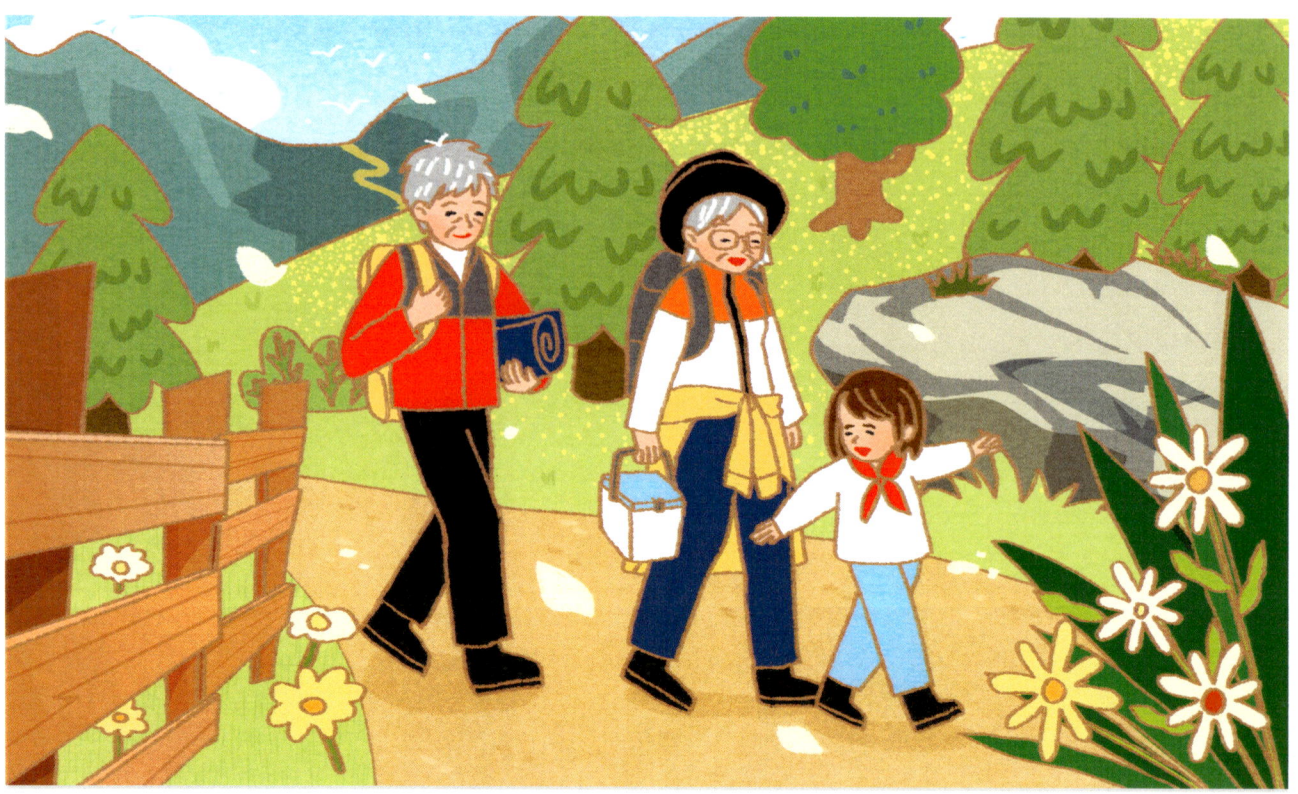

동네 빵집

두 그림의 다른 부분 5곳을 찾아 동그라미 해보세요.

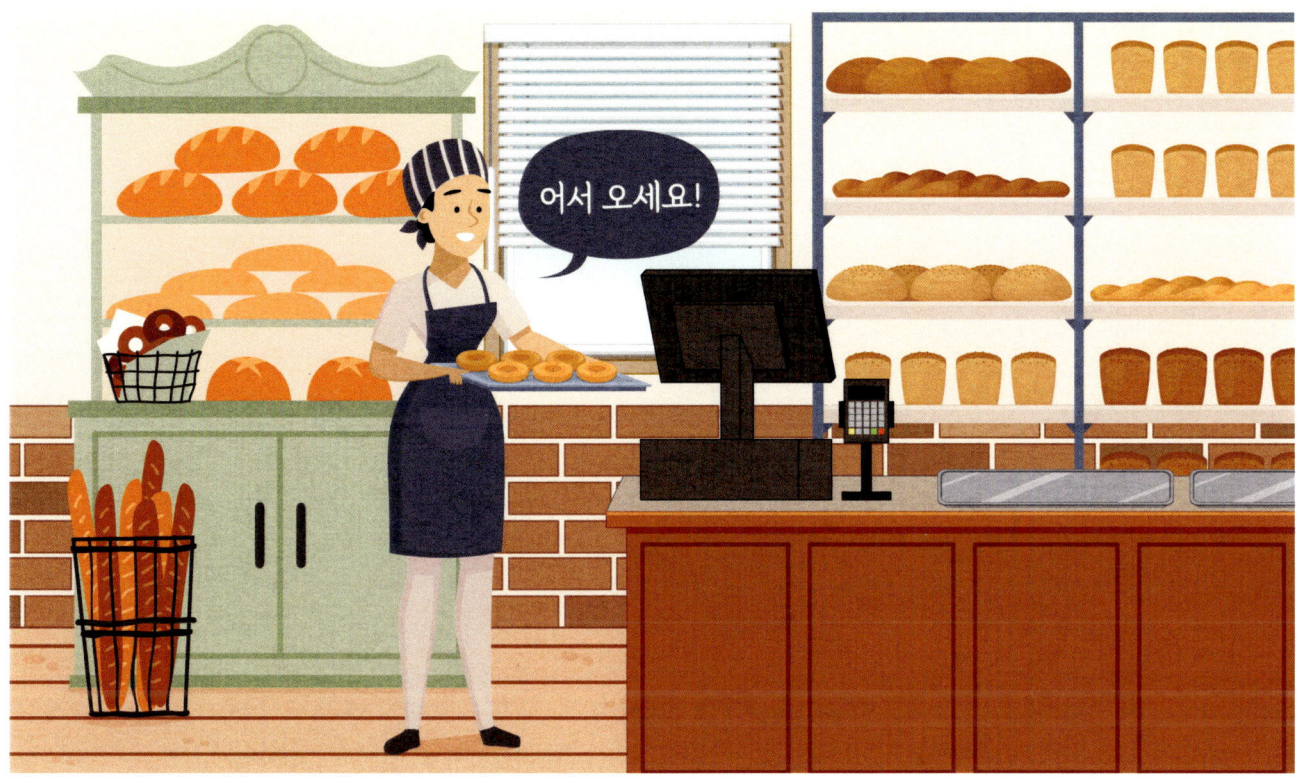

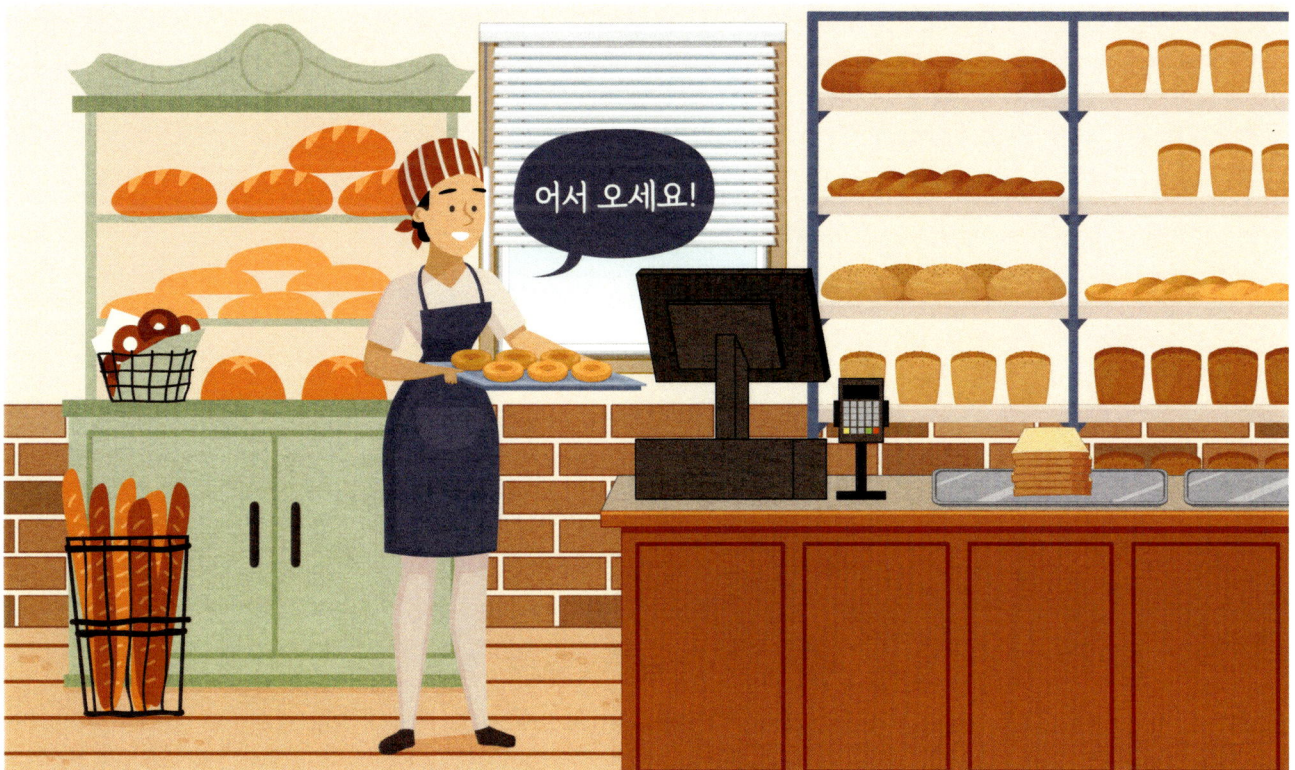

시골집 풍경

두 그림의 다른 부분 5곳을 찾아 동그라미 해보세요.

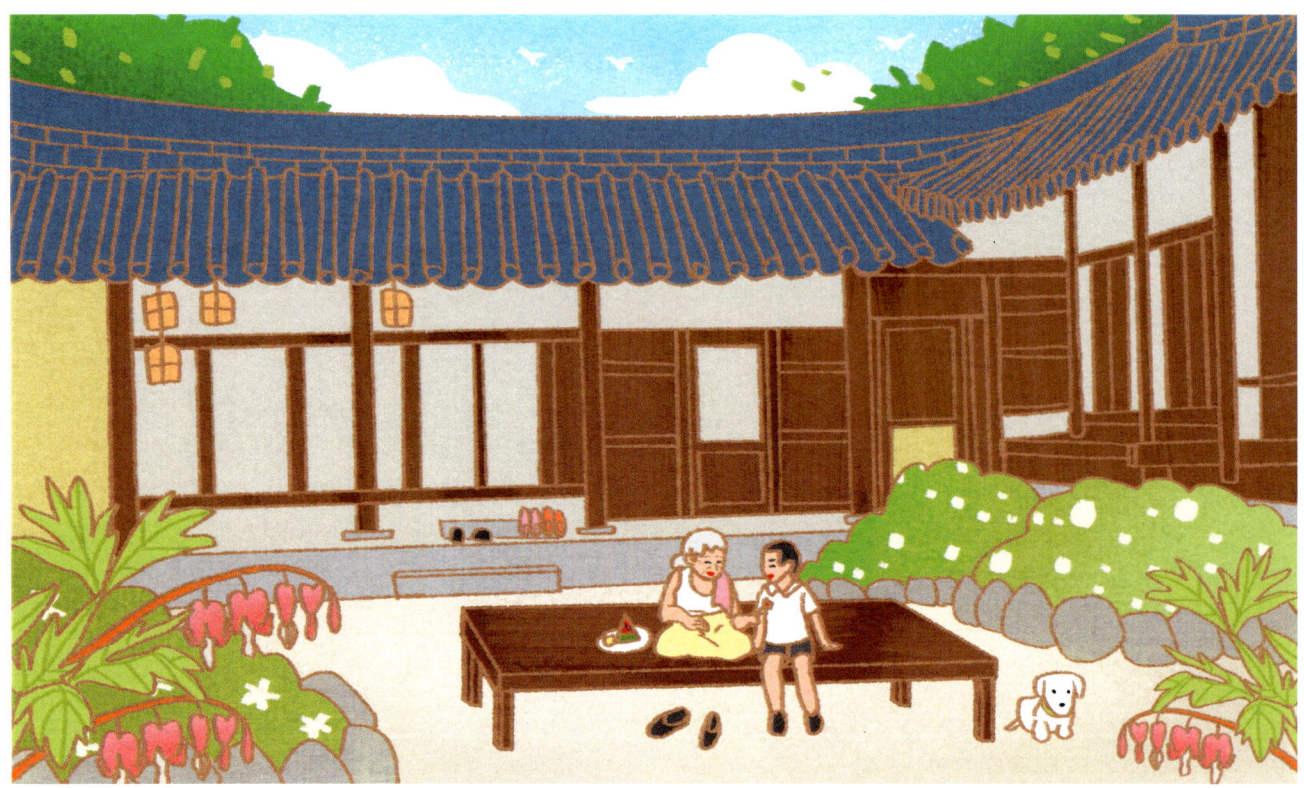

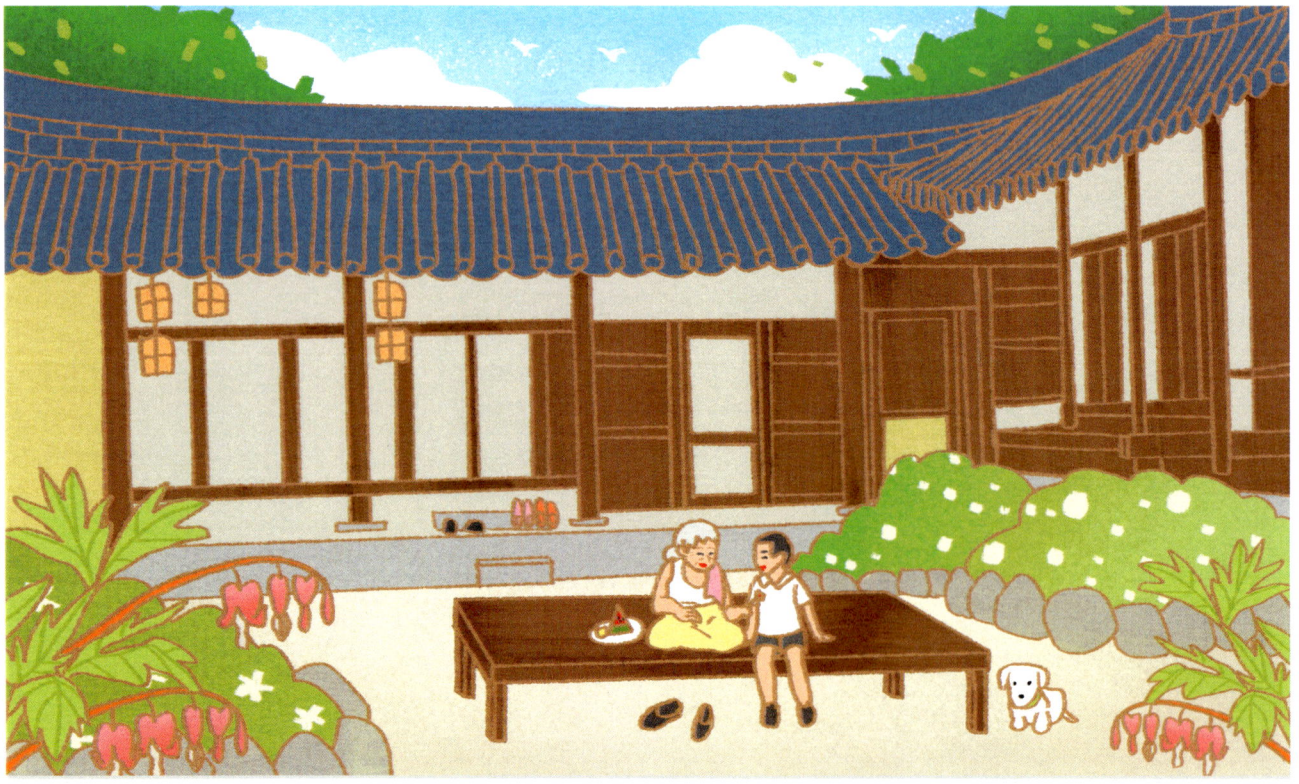

겨울 거리

두 그림의 다른 부분 5곳을 찾아 동그라미 해보세요.

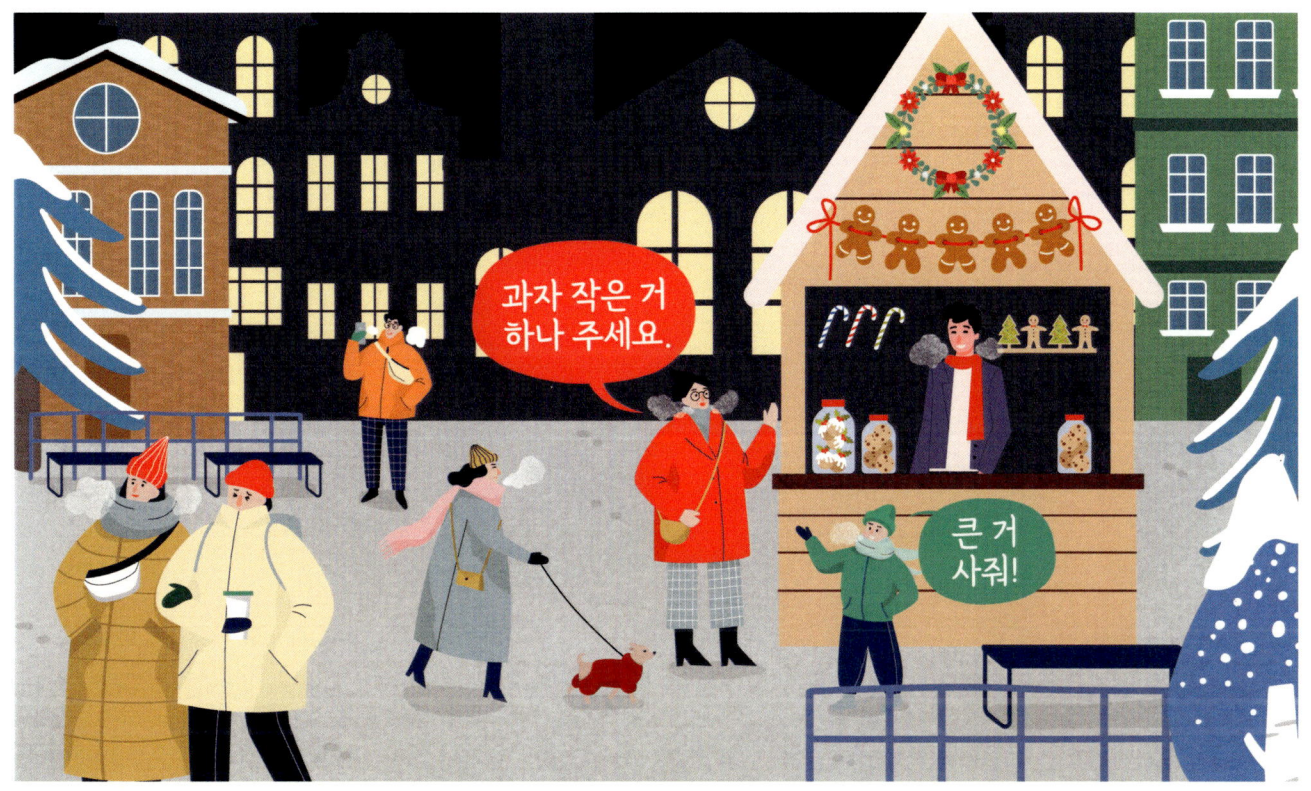

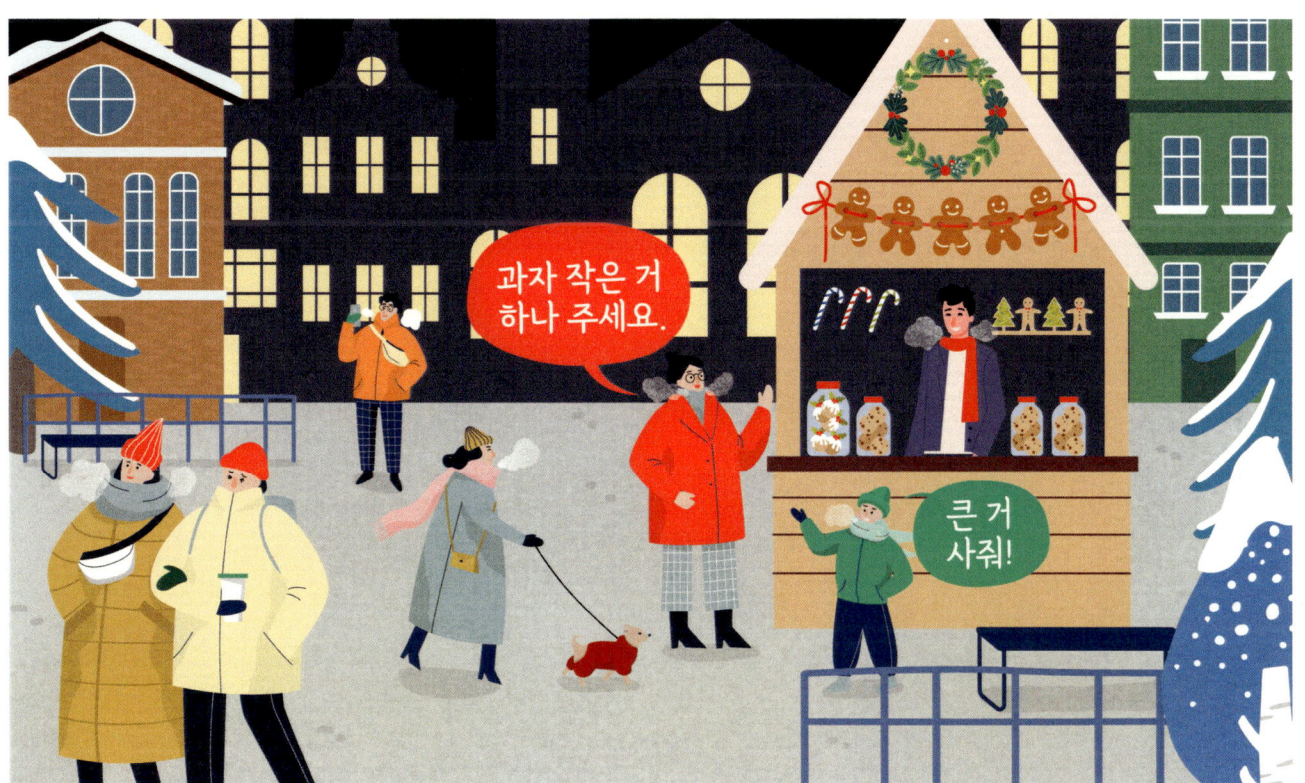

분식집

두 그림의 다른 부분 5곳을 찾아 동그라미 해보세요.

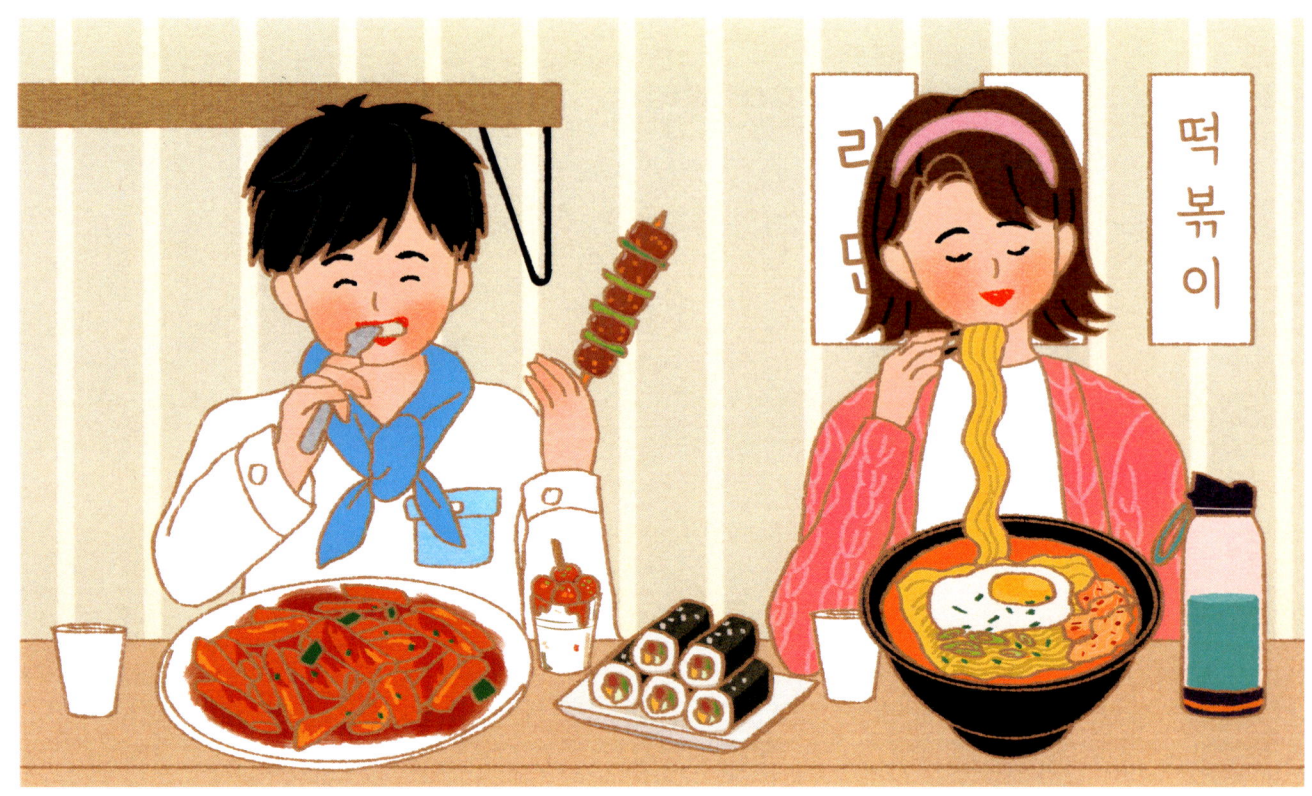

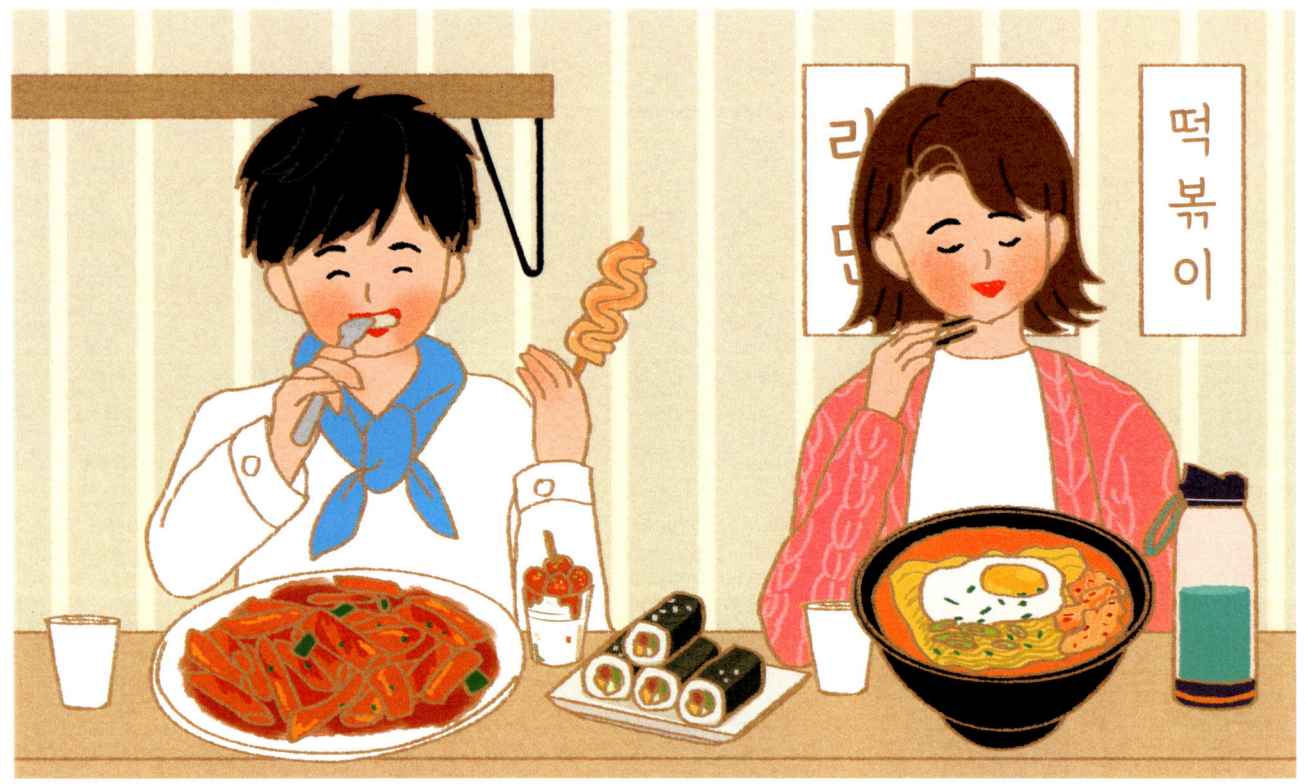

토마토 수확하기

두 그림의 다른 부분 5곳을 찾아 동그라미 해보세요.

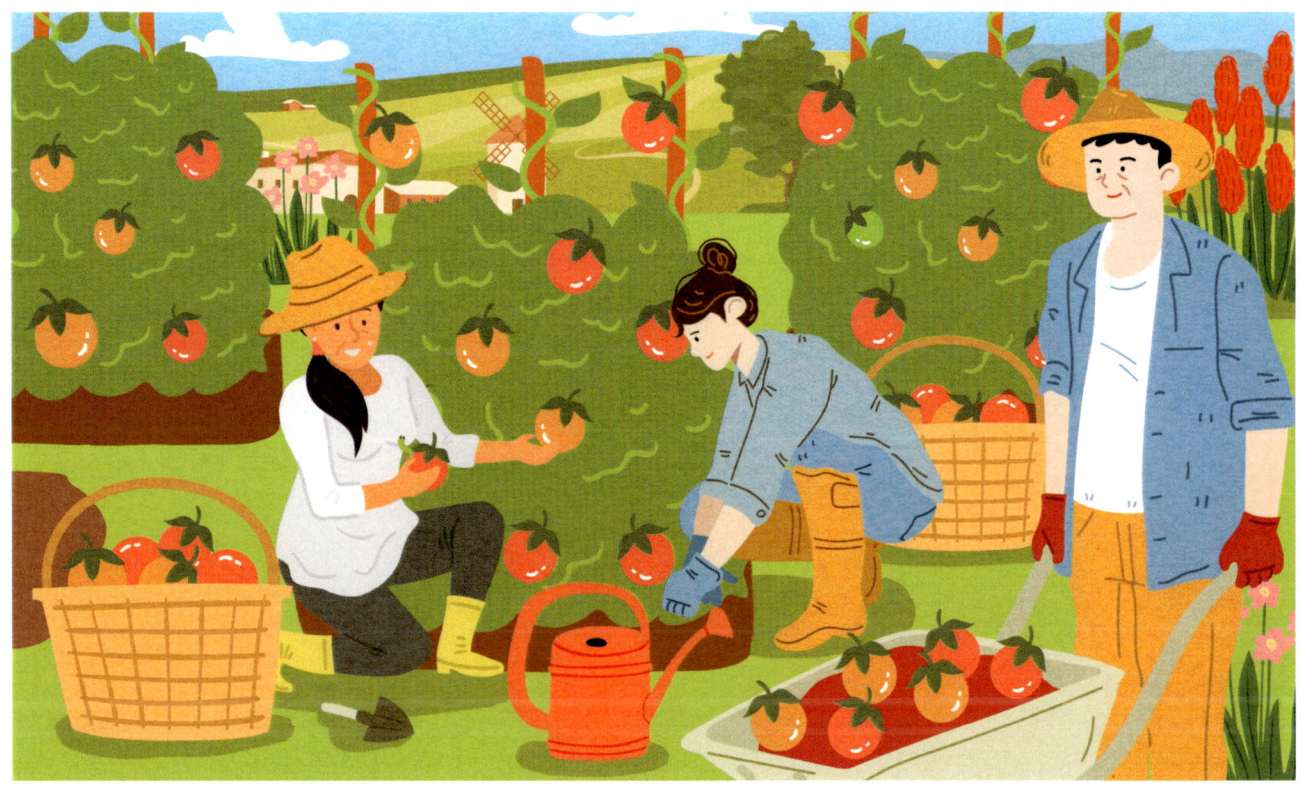

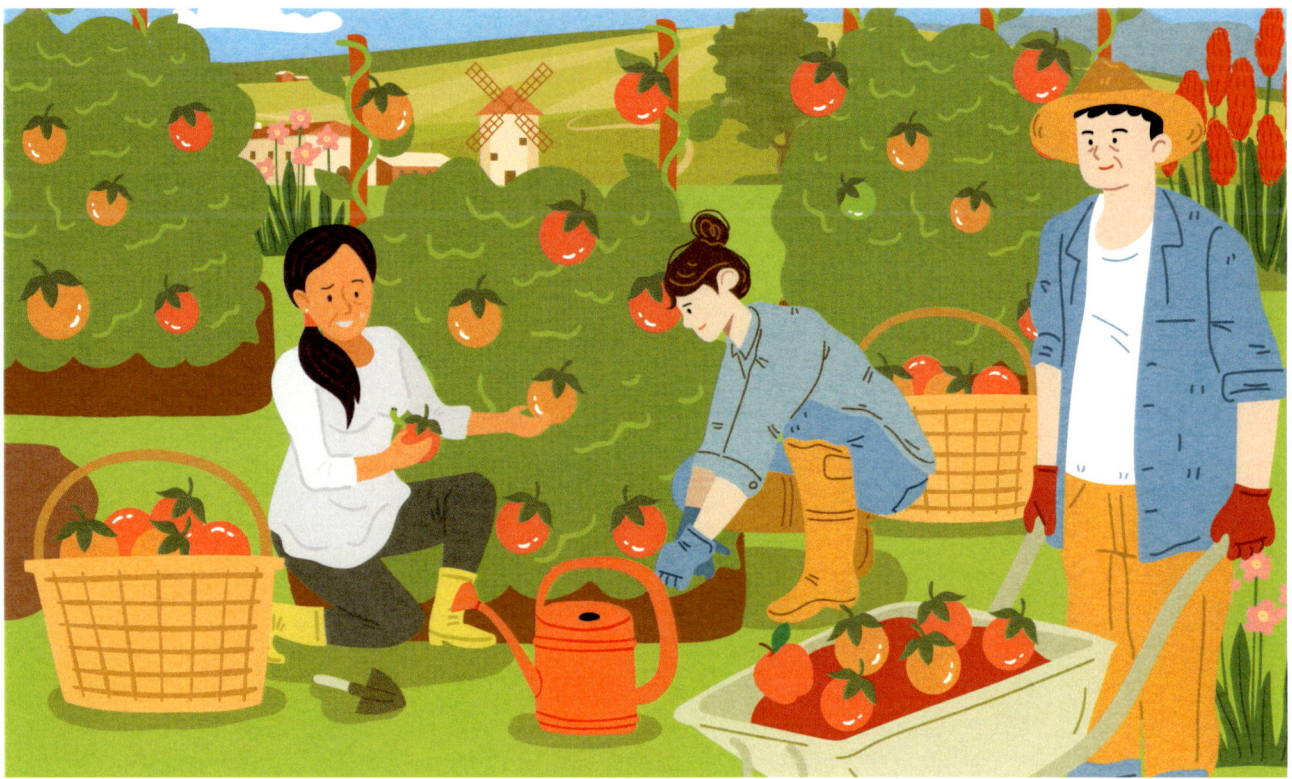

가을 산책로

두 그림의 다른 부분 5곳을 찾아 동그라미 해보세요.

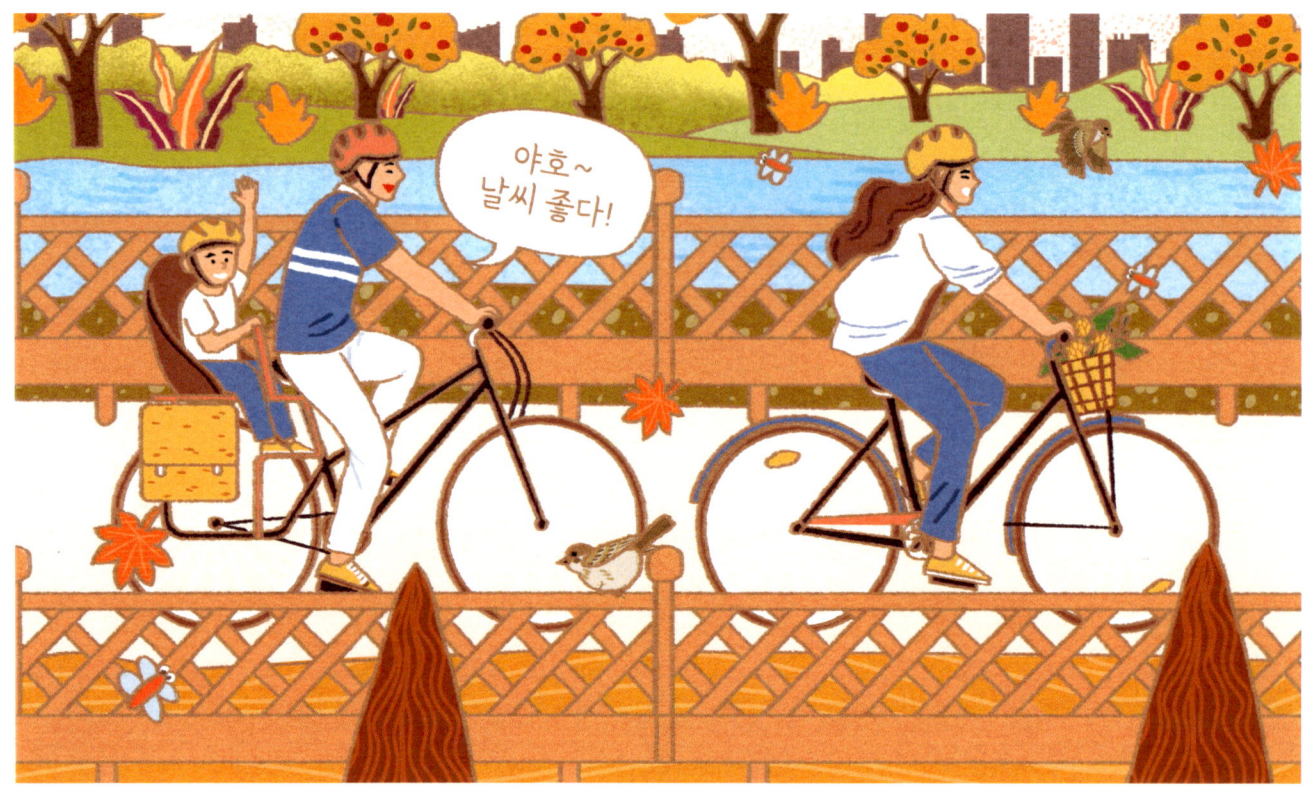

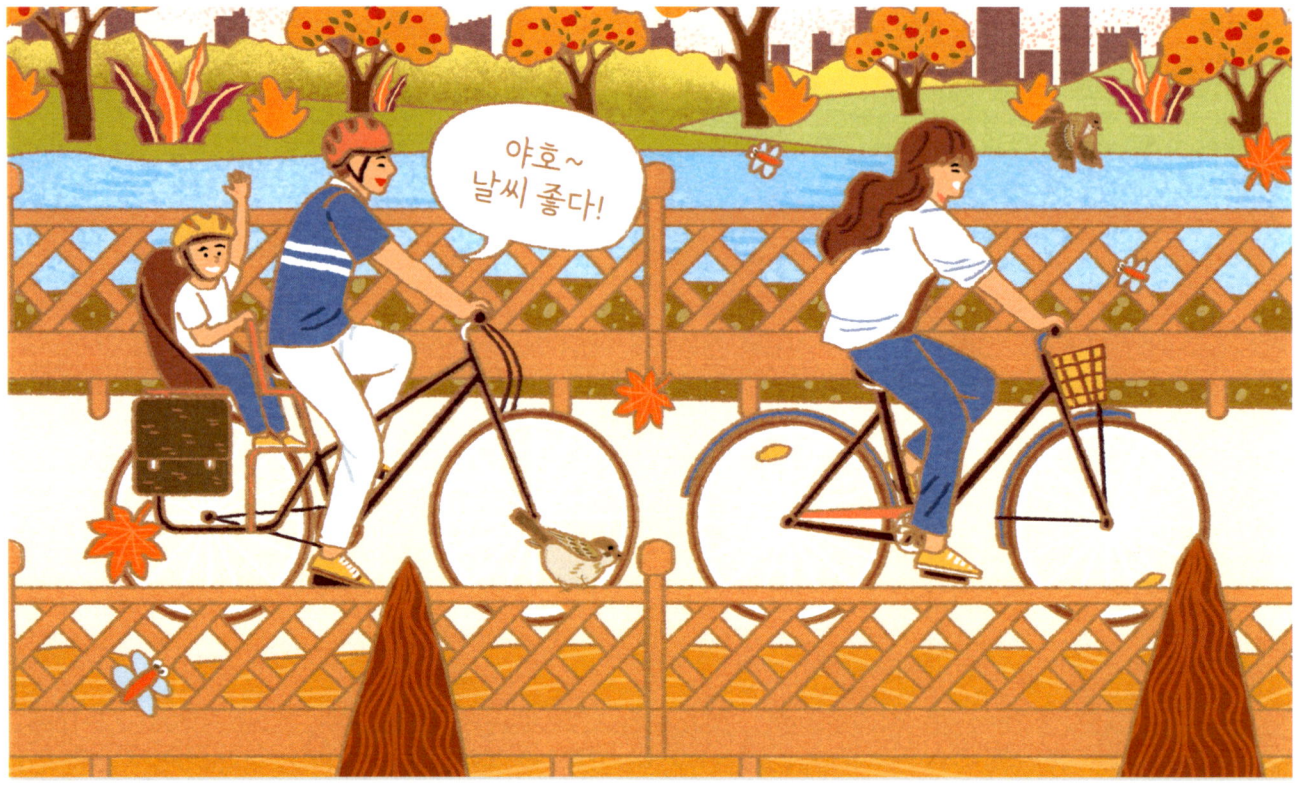

우유 짜기

두 그림의 다른 부분 5곳을 찾아 동그라미 해보세요.

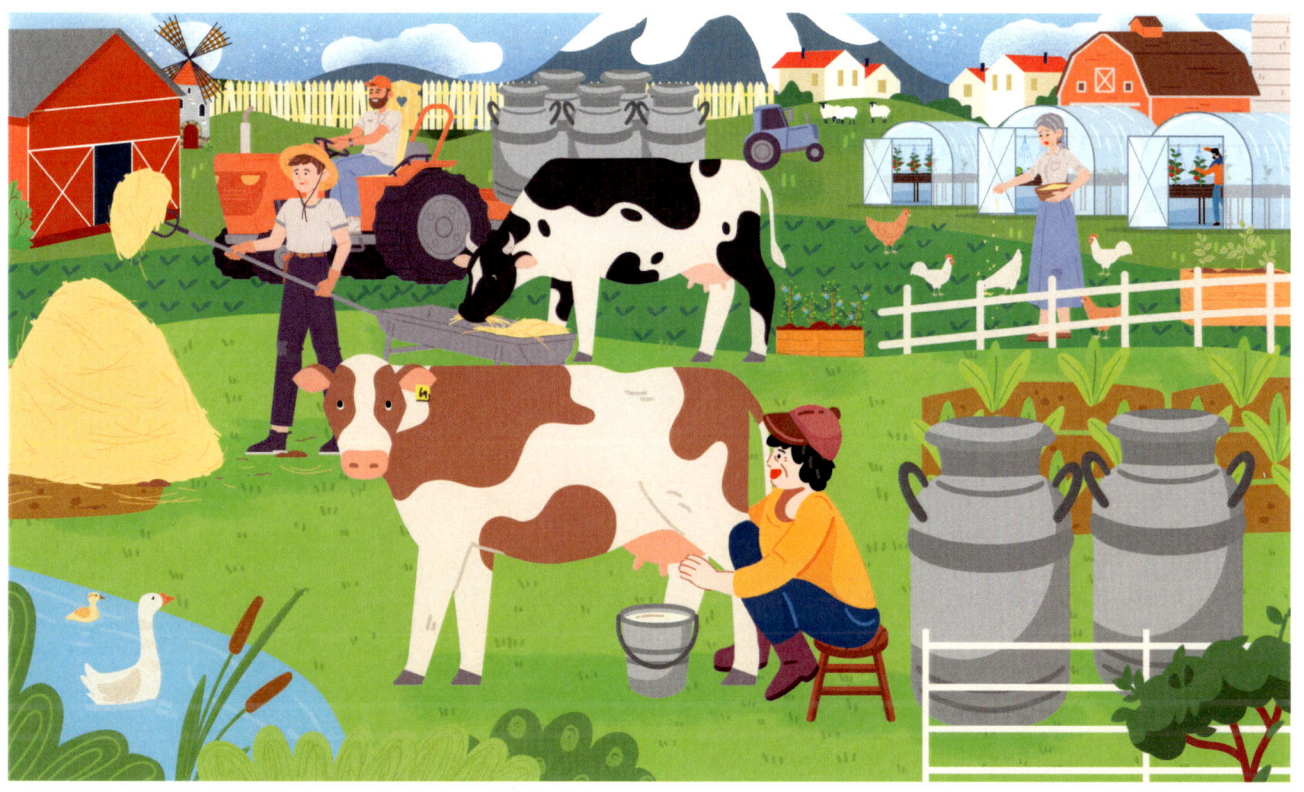

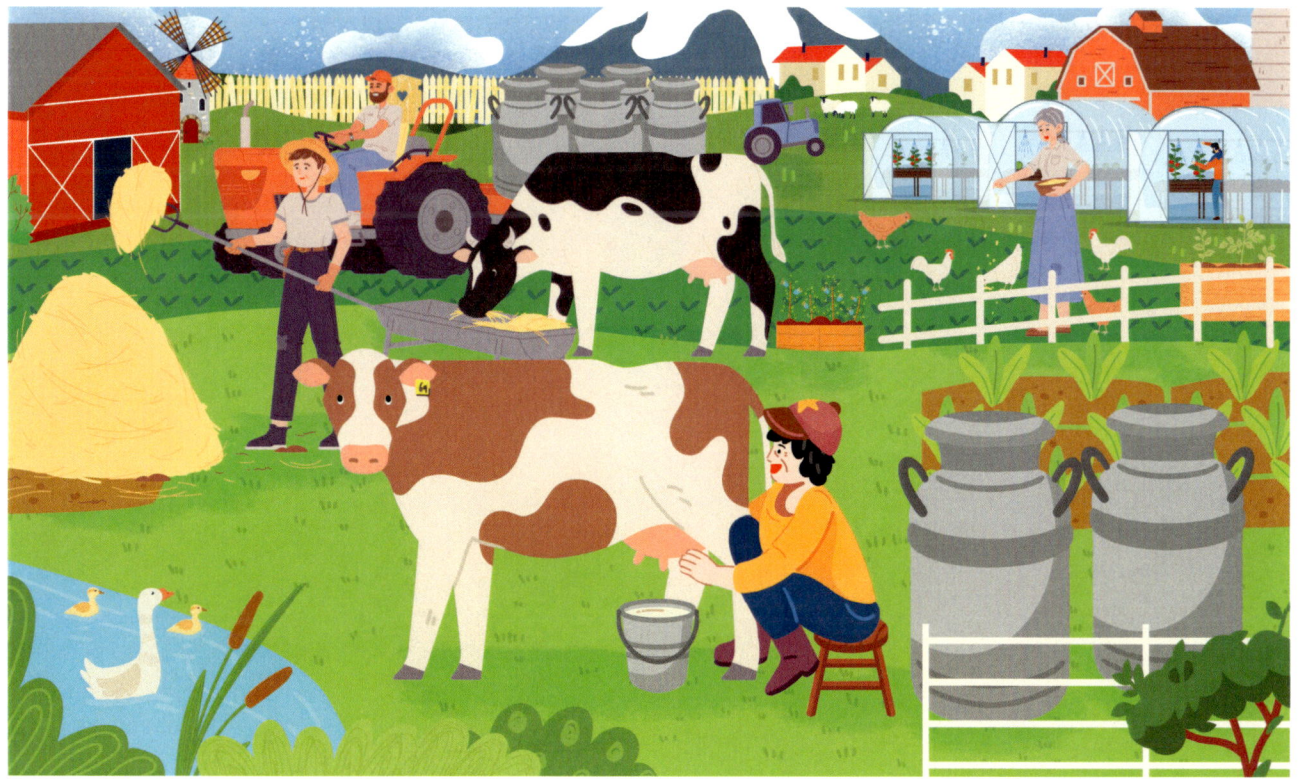

김장하는 날

두 그림의 다른 부분 5곳을 찾아 동그라미 해보세요.

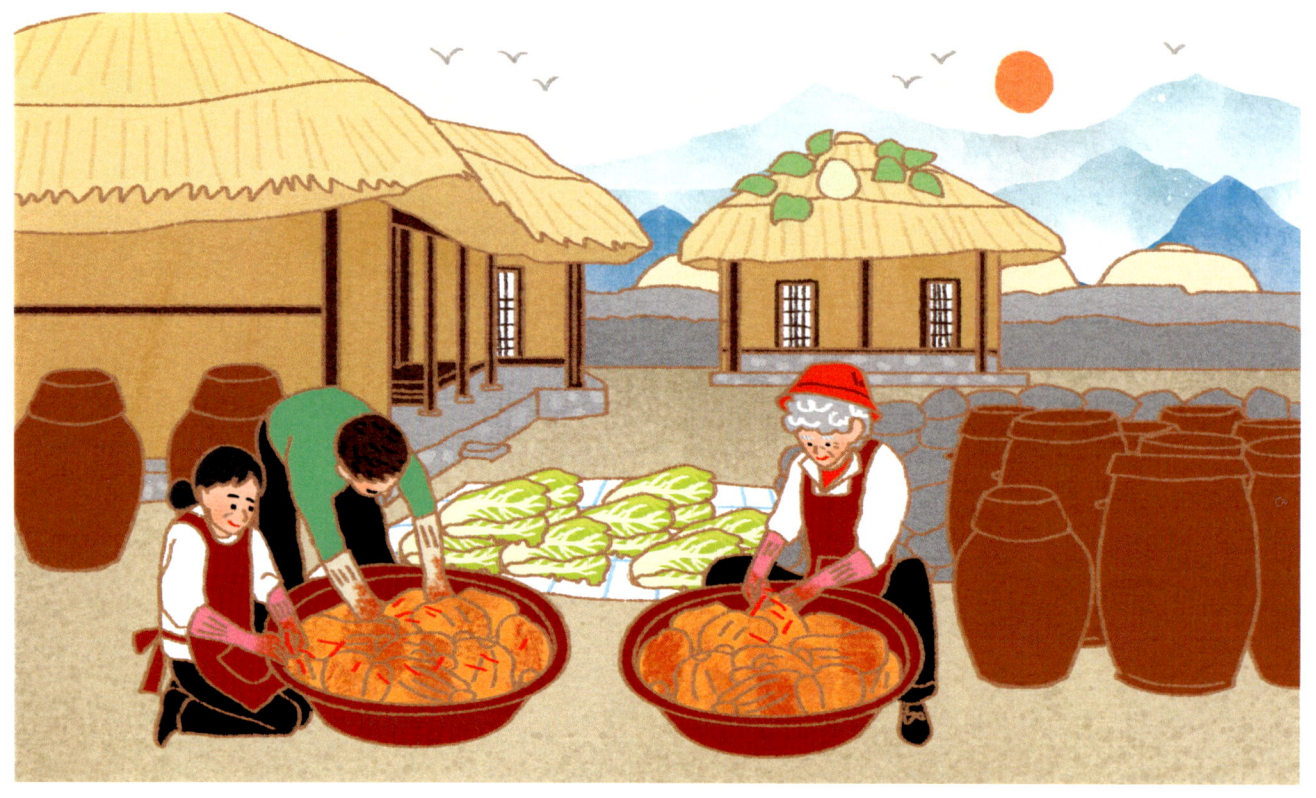

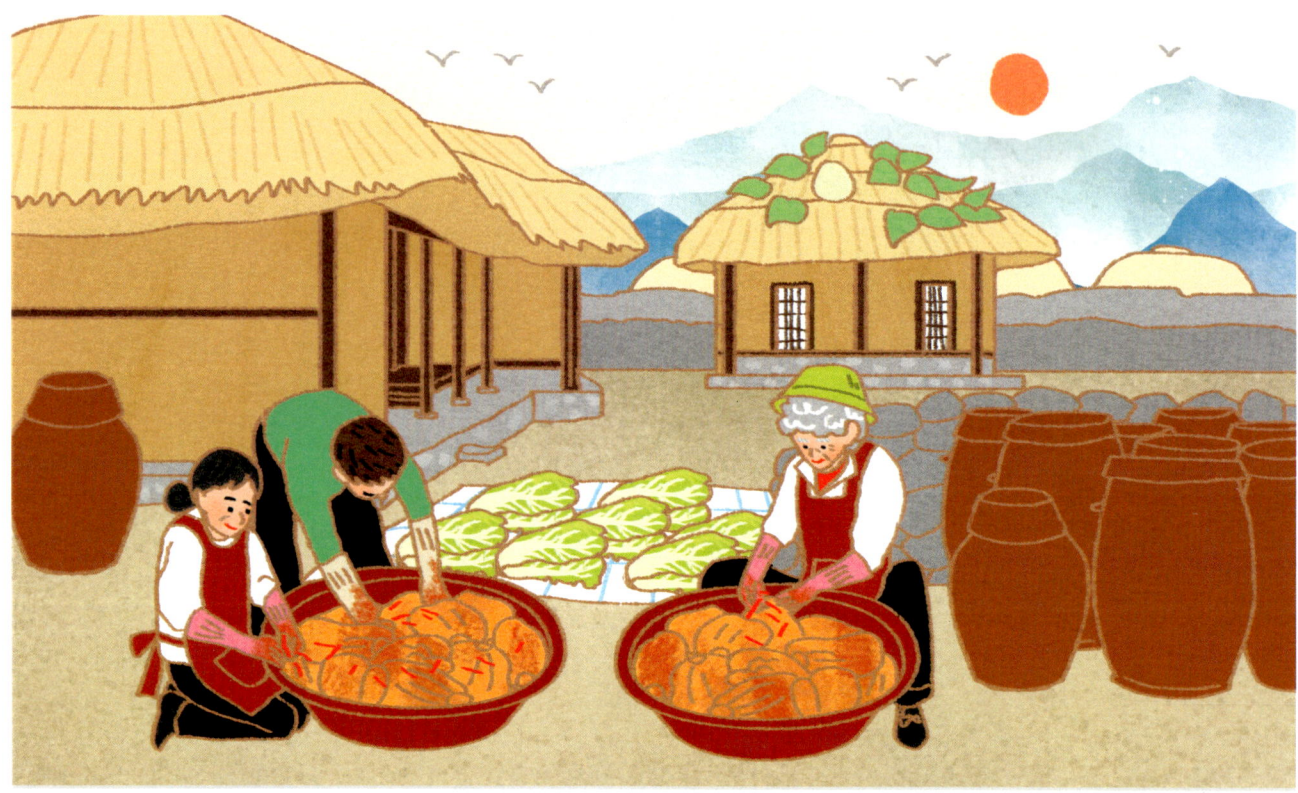

헬스장 풍경

두 그림의 다른 부분 5곳을 찾아 동그라미 해보세요.

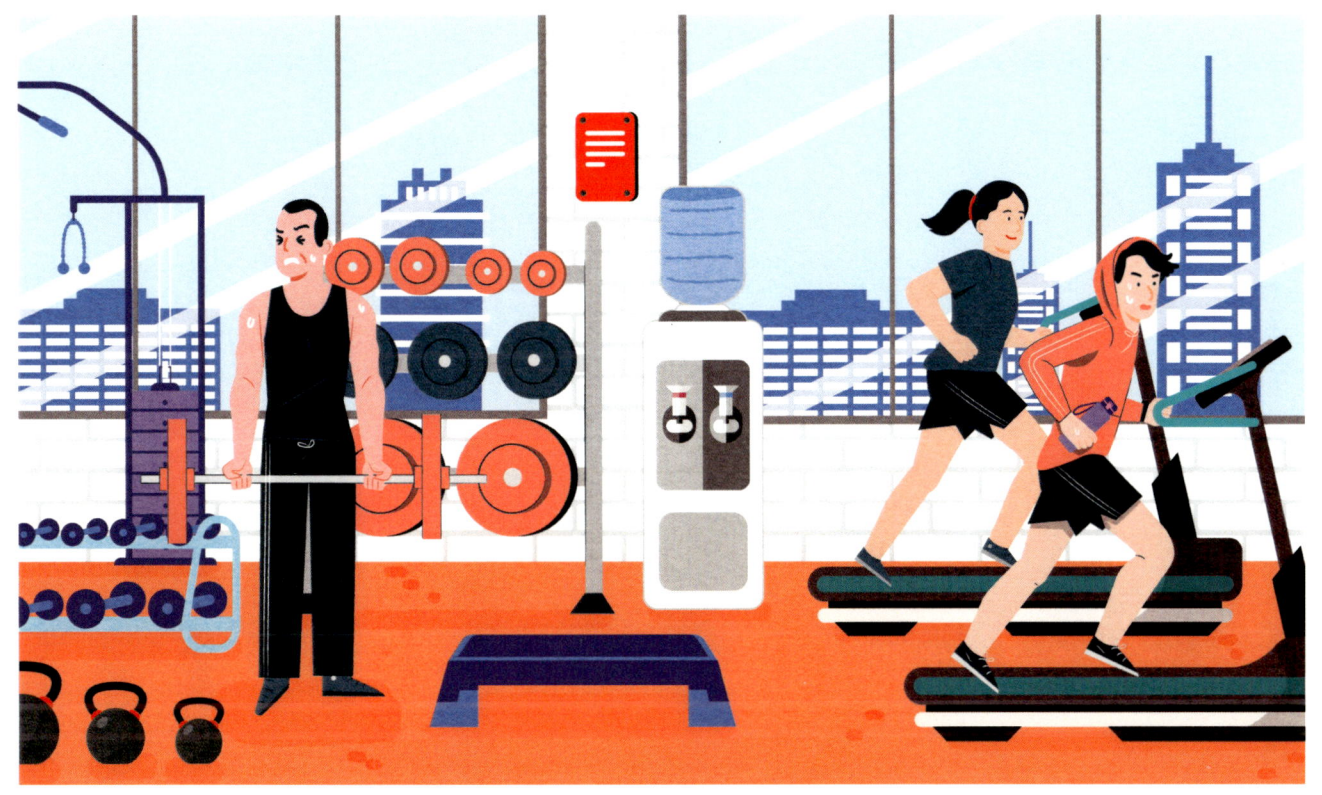

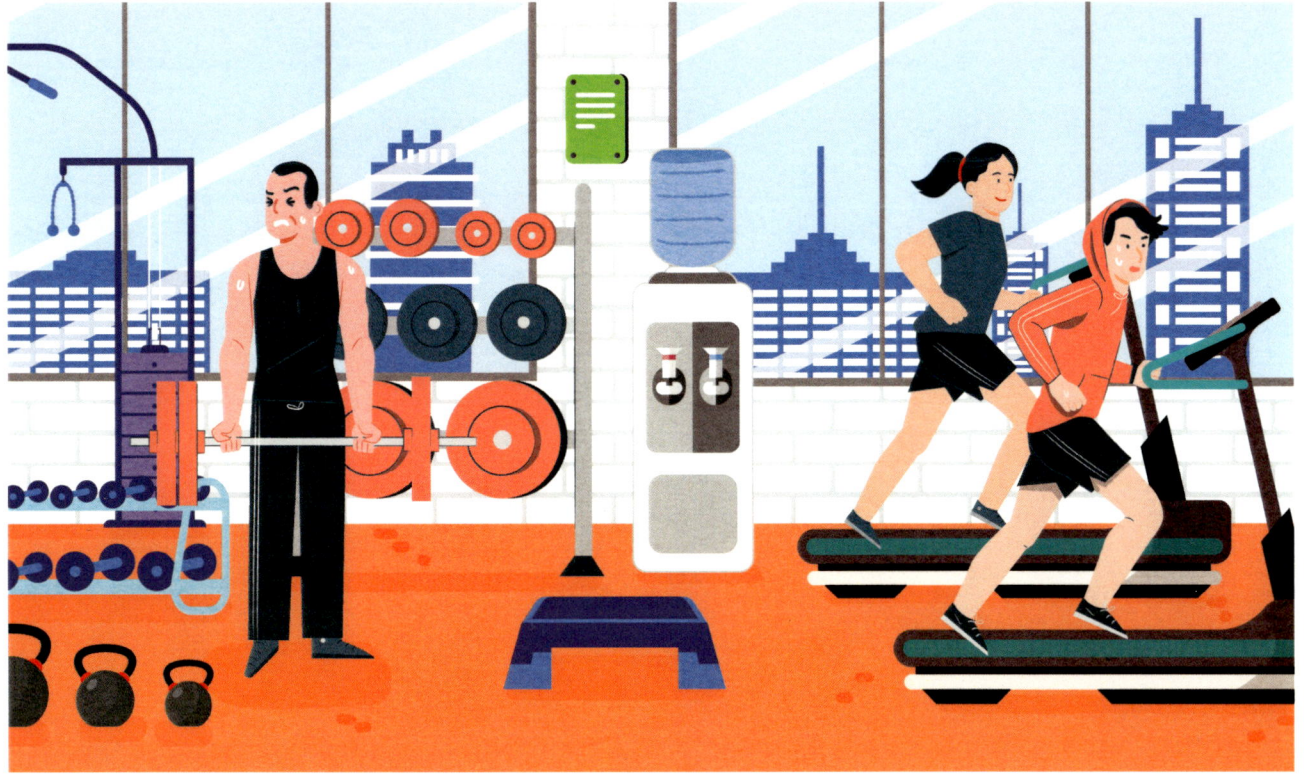

아침 식사 만들기

두 그림의 다른 부분 5곳을 찾아 동그라미 해보세요.

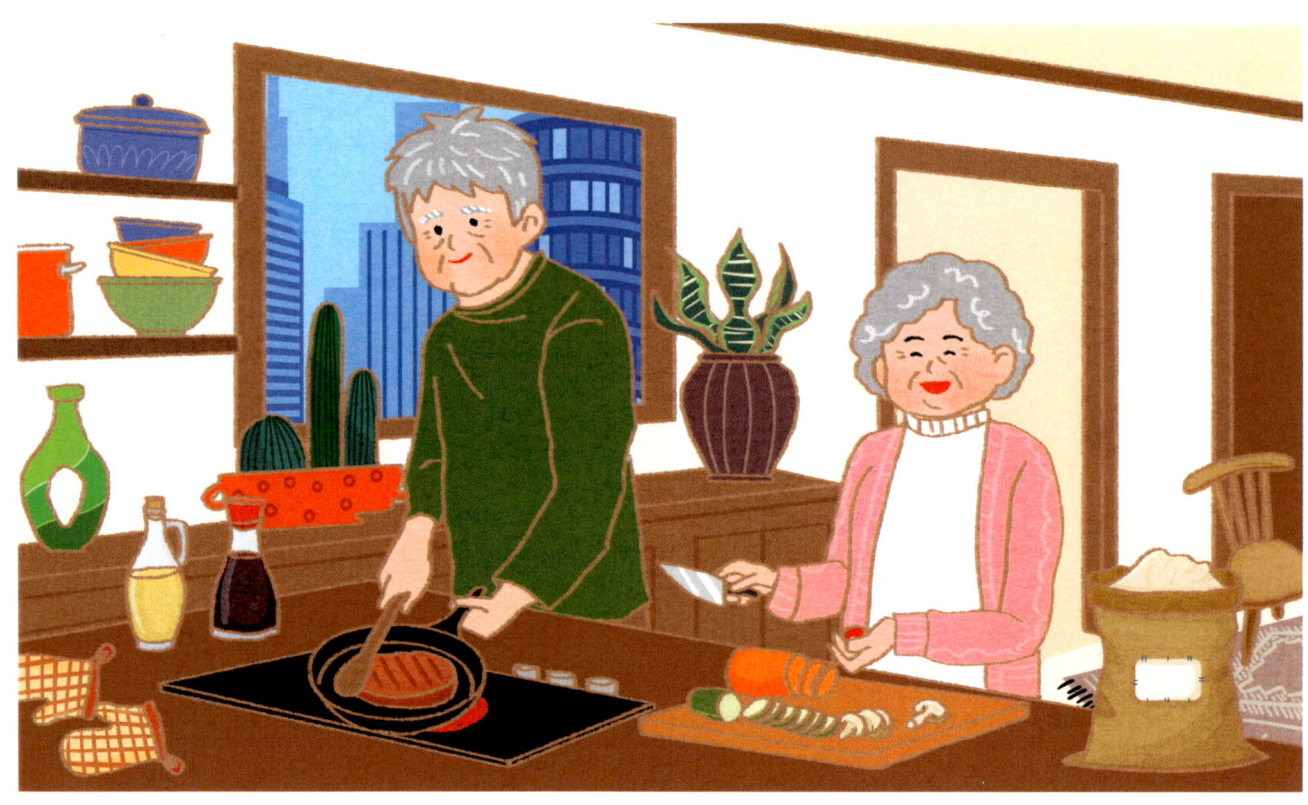

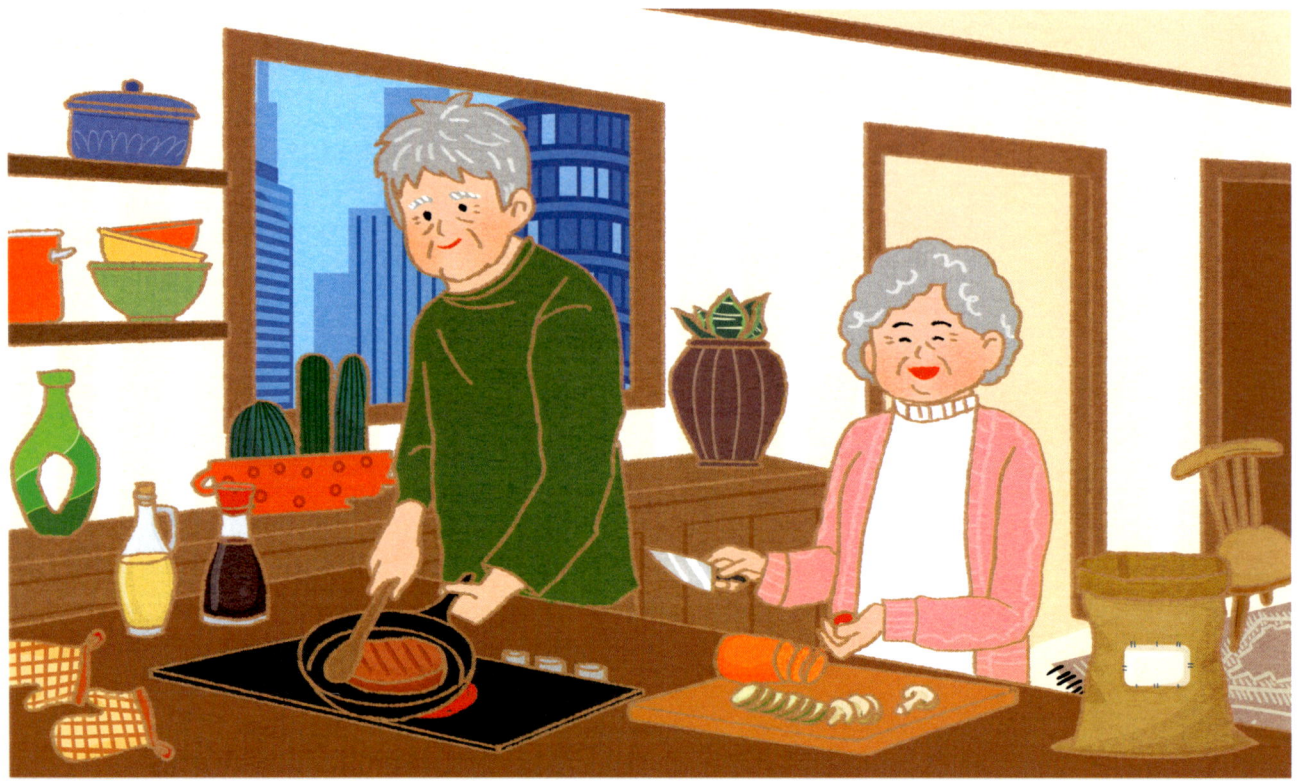

빨래 널기

두 그림의 다른 부분 5곳을 찾아 동그라미 해보세요.

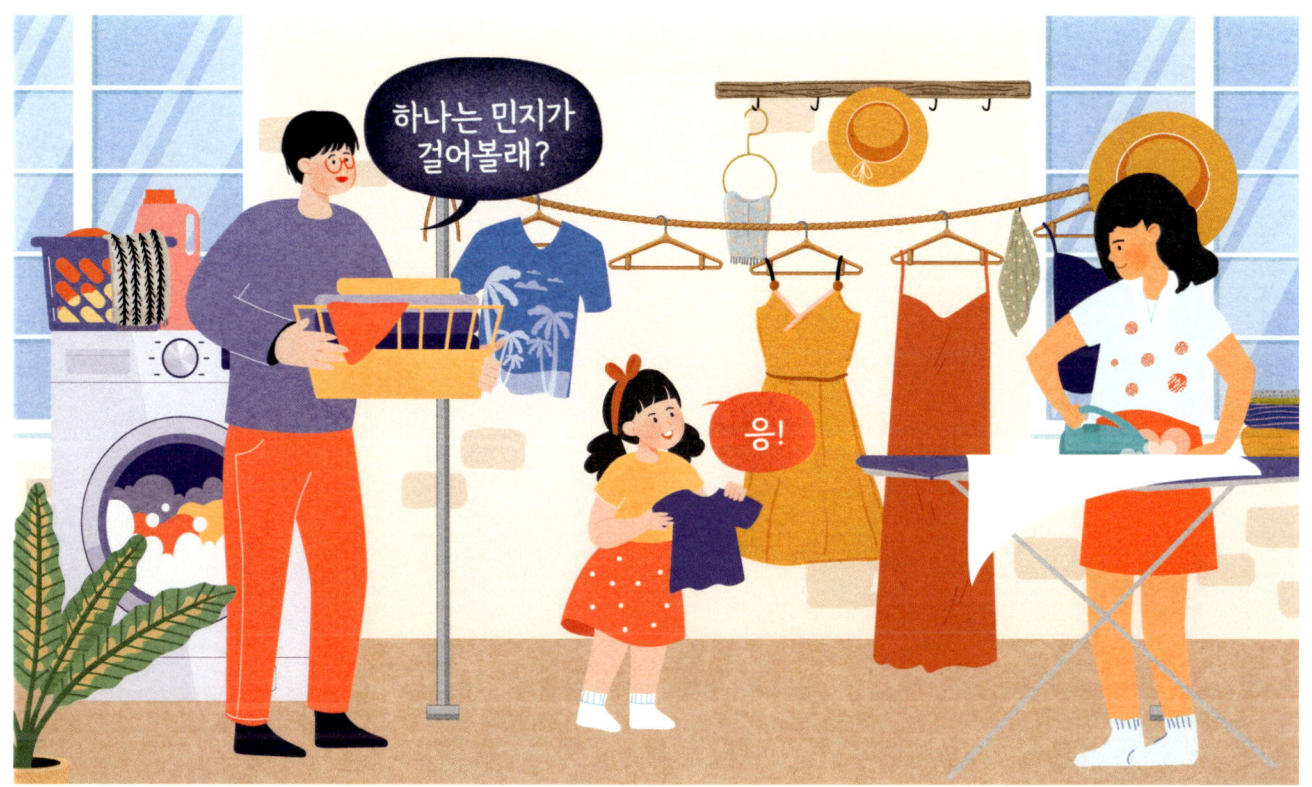

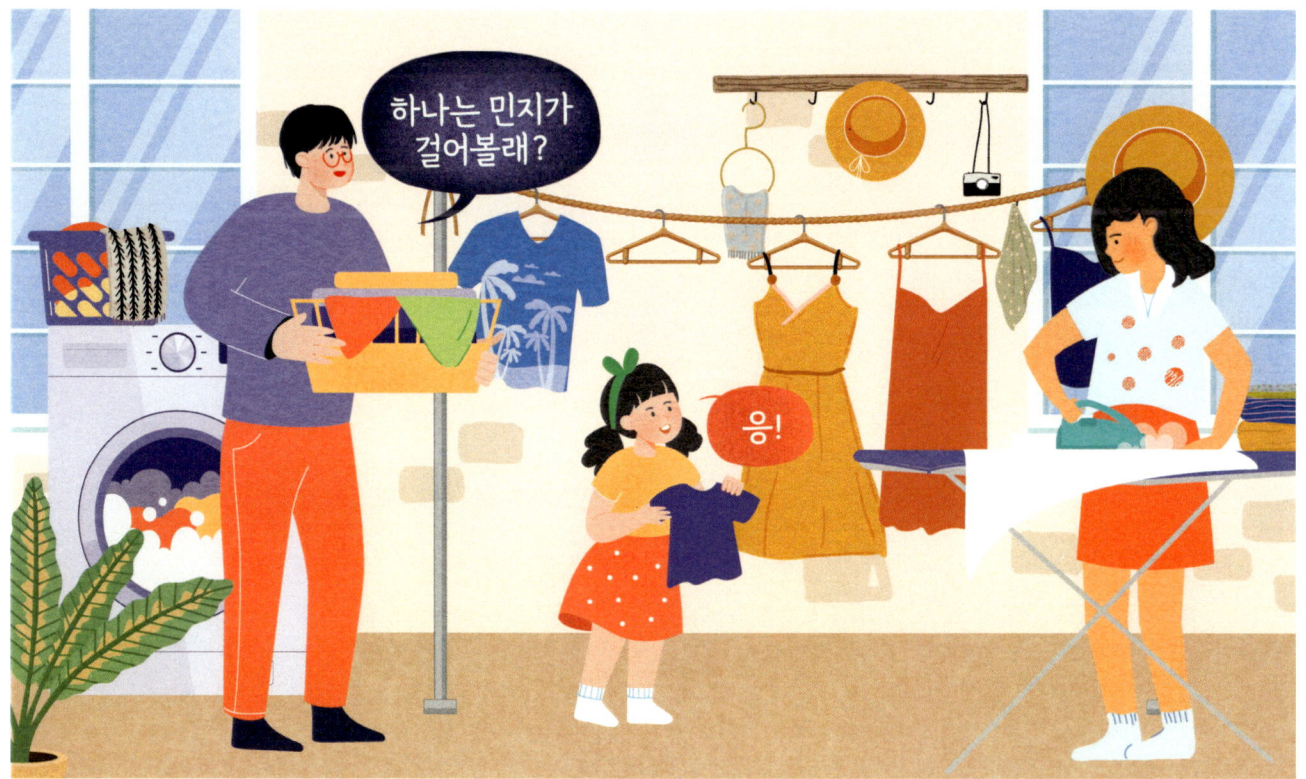

차례상

두 그림의 다른 부분 5곳을 찾아 동그라미 해보세요.

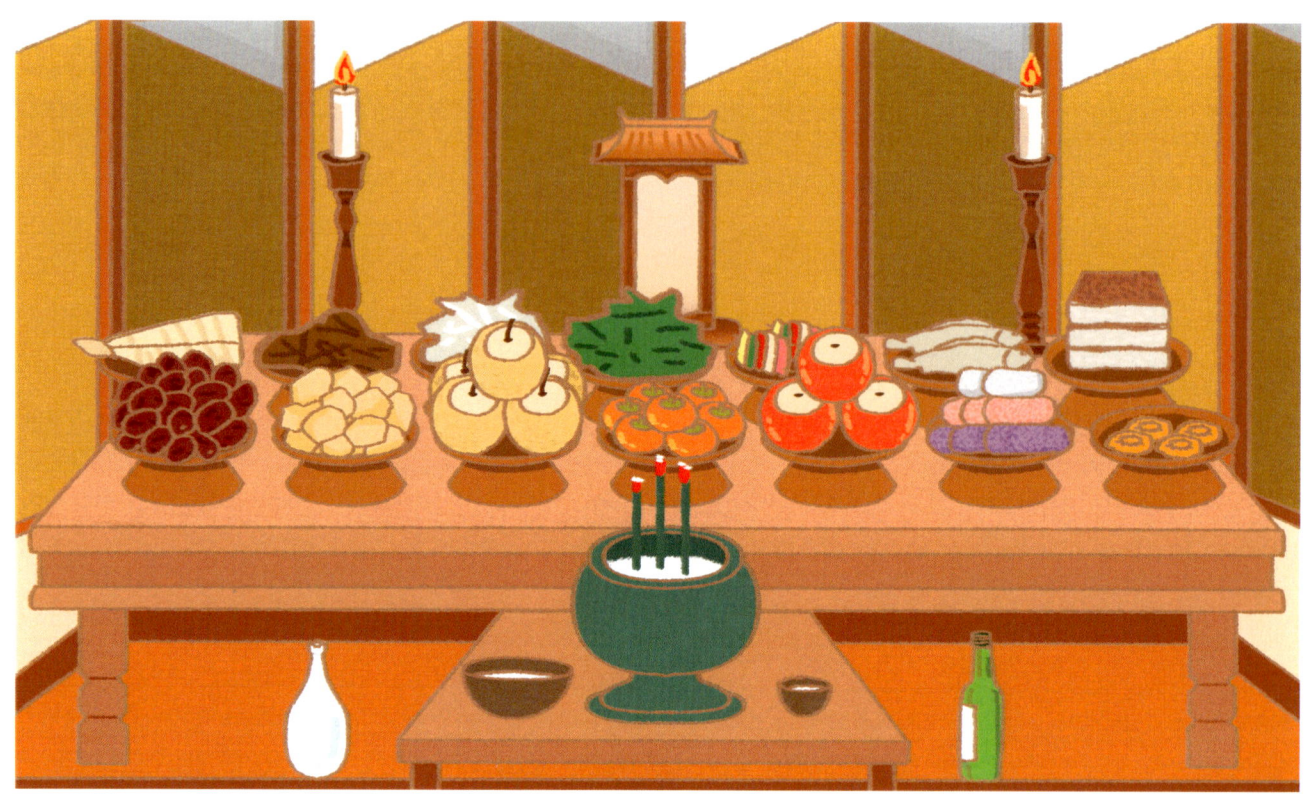

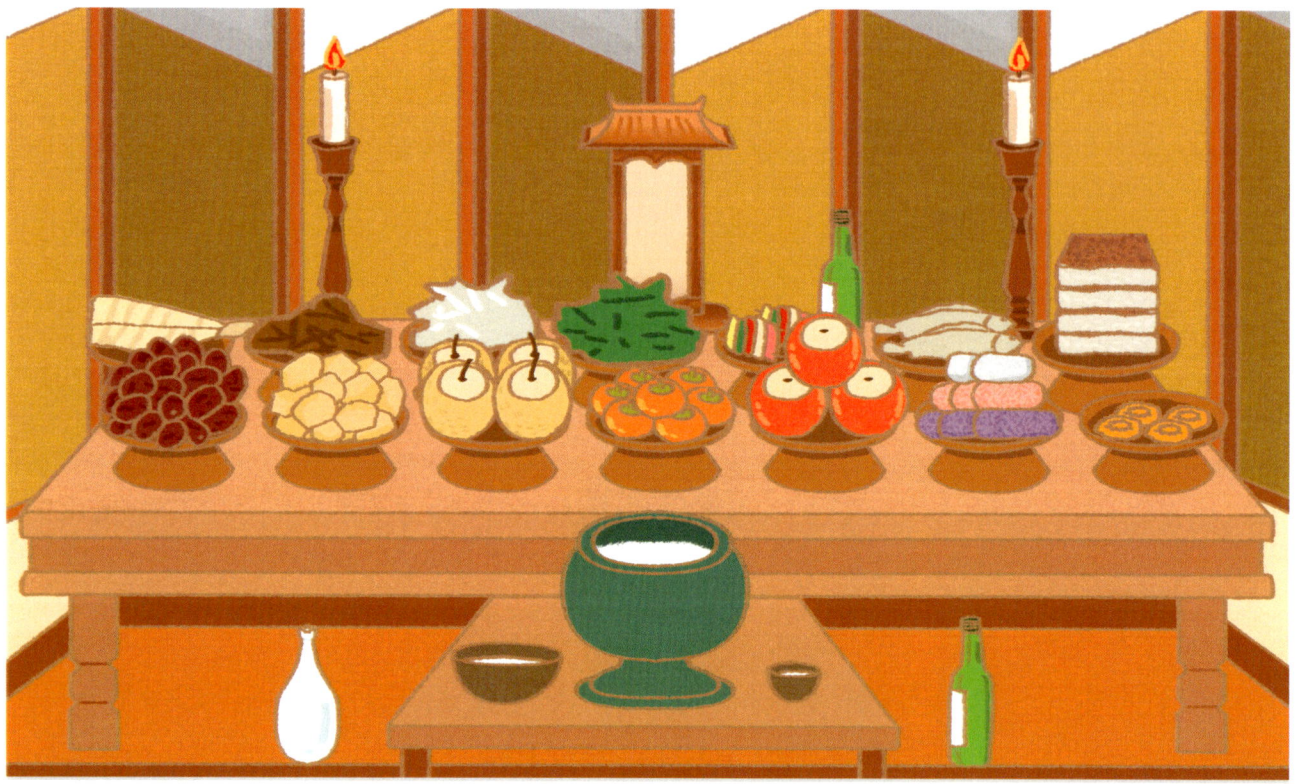

봄날의 산책로

두 그림의 다른 부분 5곳을 찾아 동그라미 해보세요.

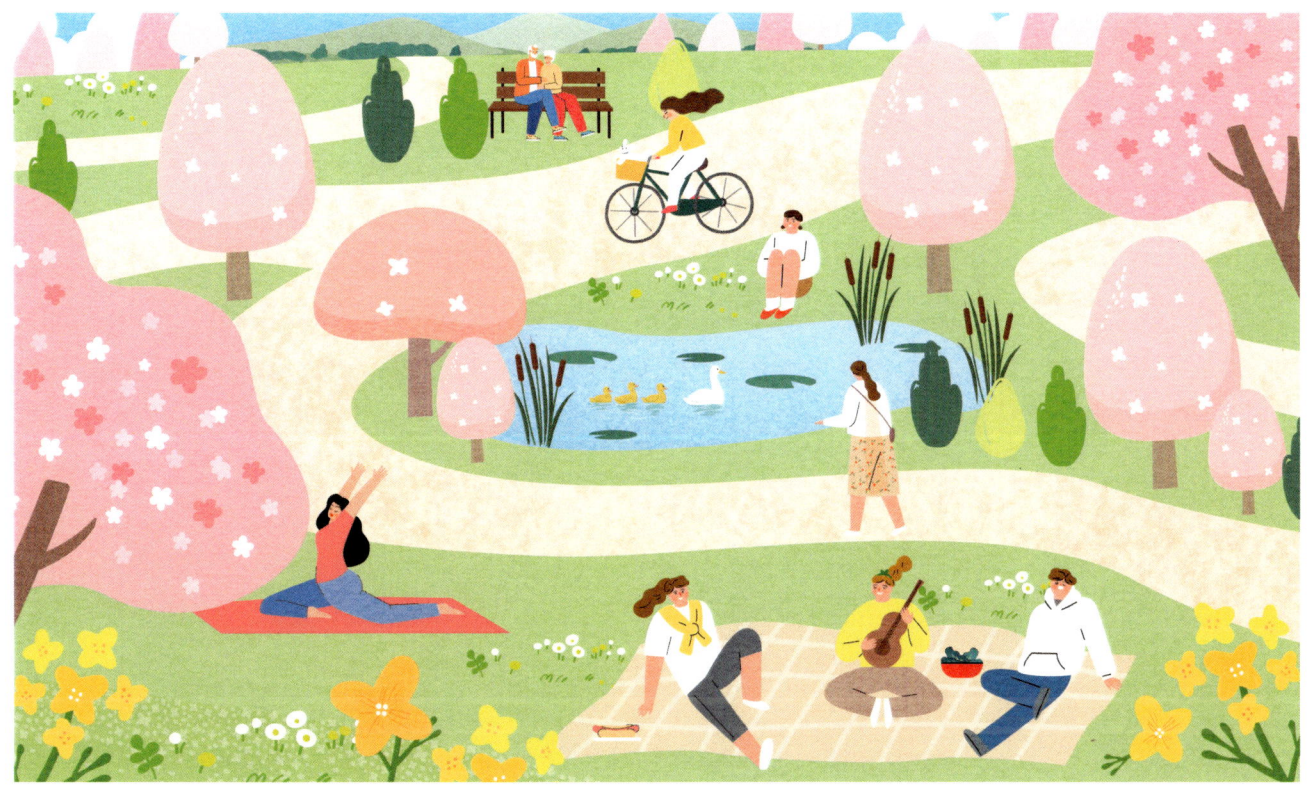

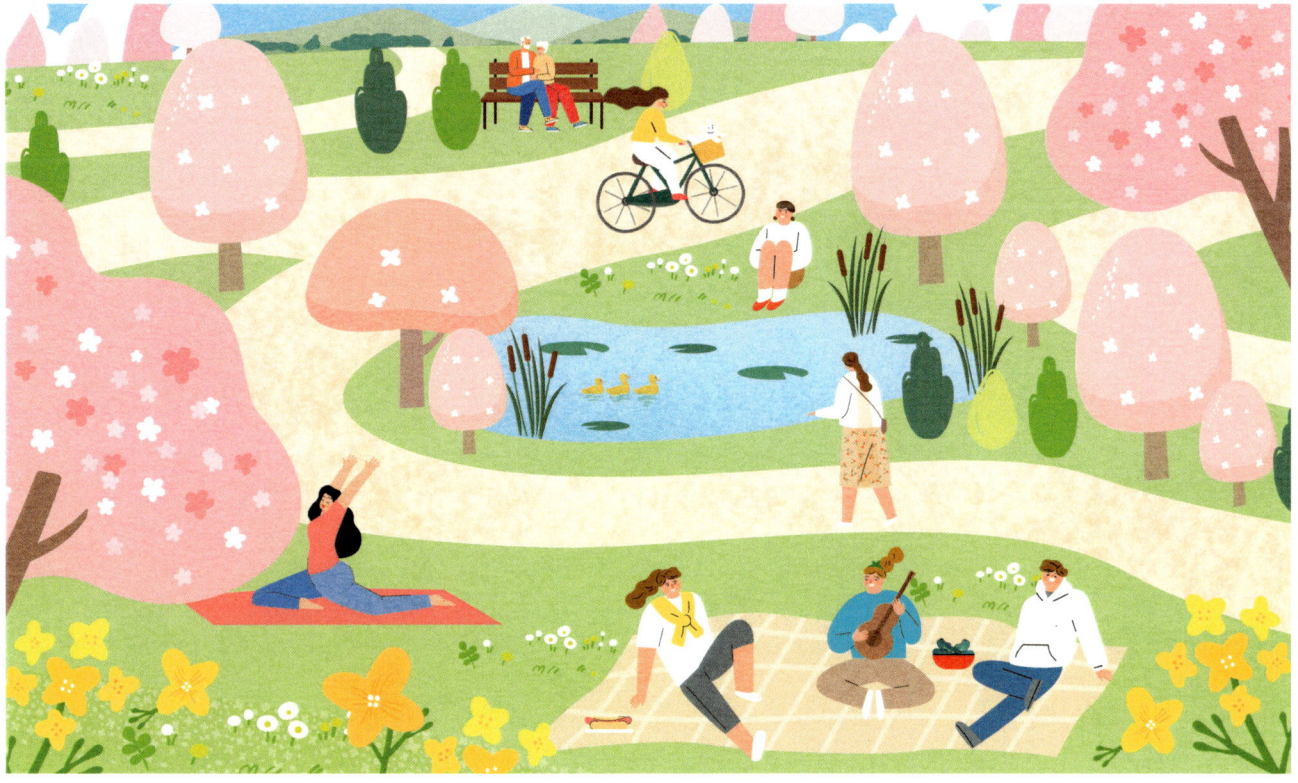

추억의 굴렁쇠 굴리기

두 그림의 다른 부분 5곳을 찾아 동그라미 해보세요.

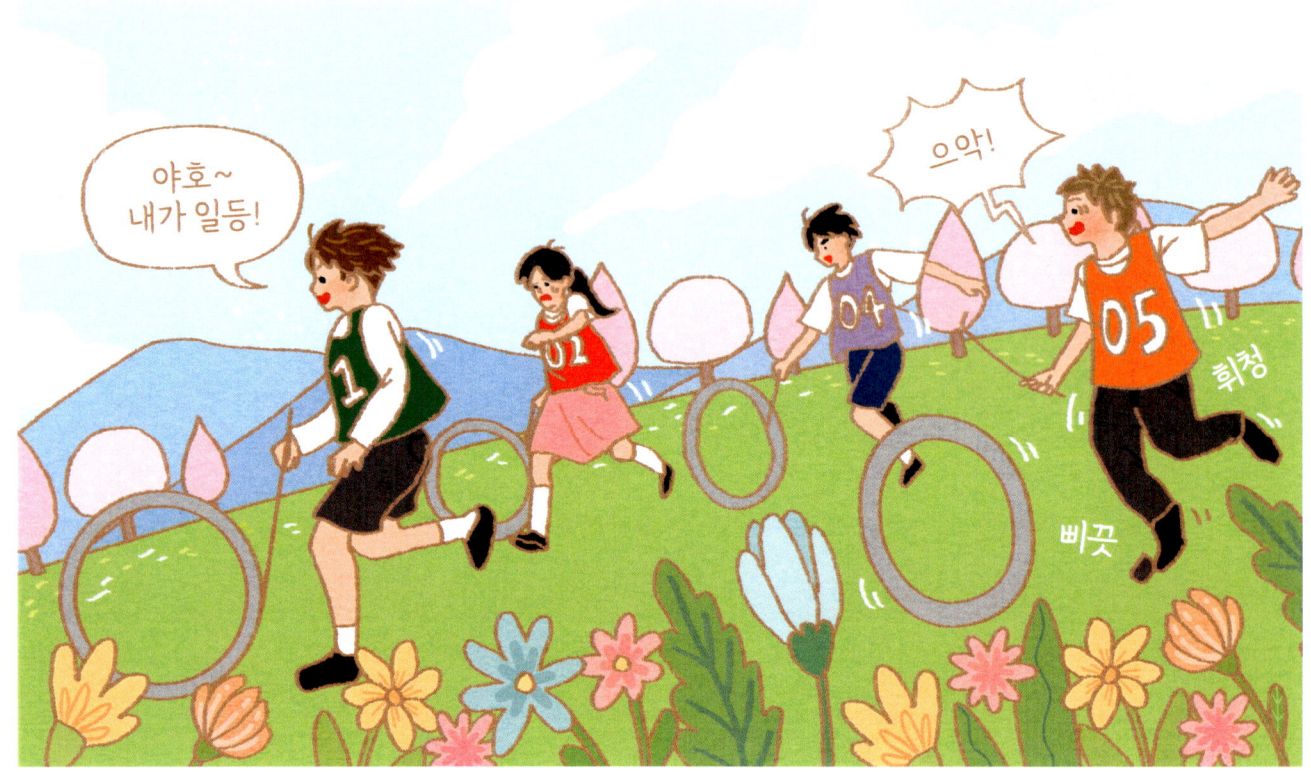

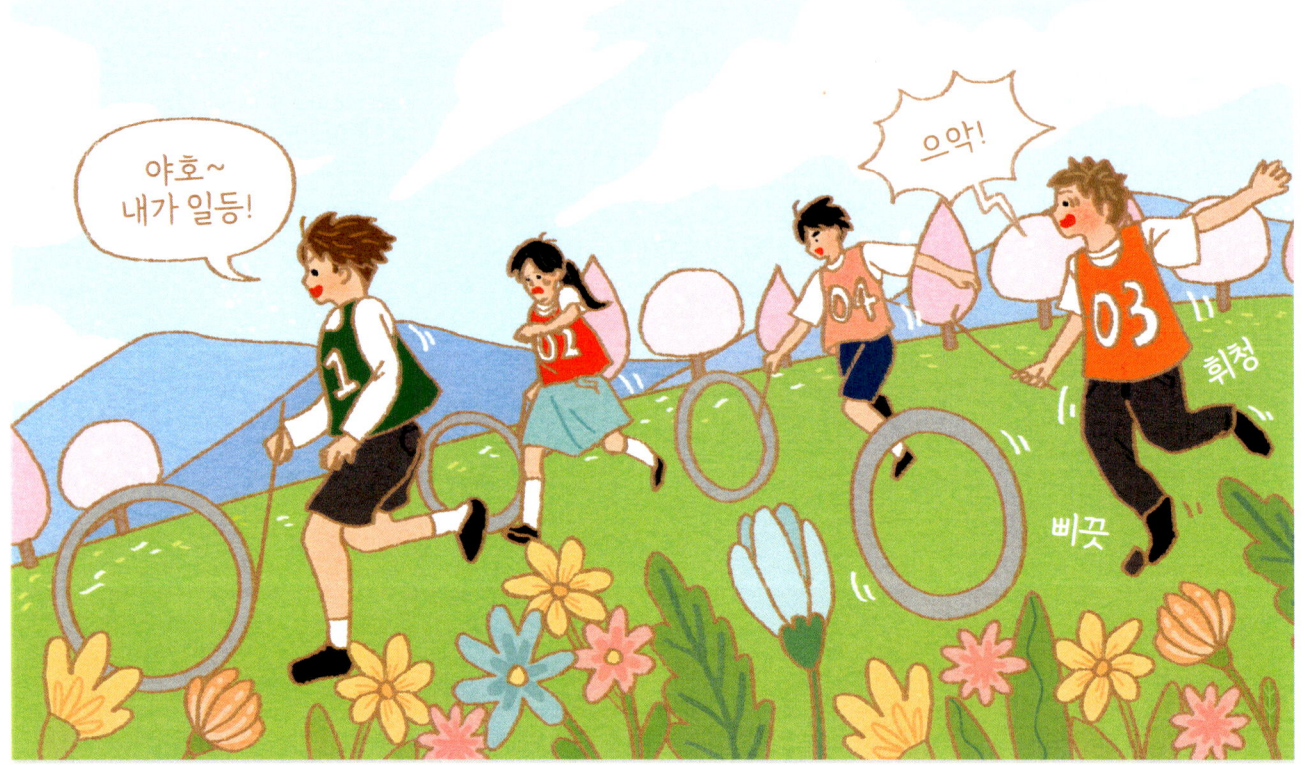

지하철 풍경

두 그림의 다른 부분 5곳을 찾아 동그라미 해보세요.

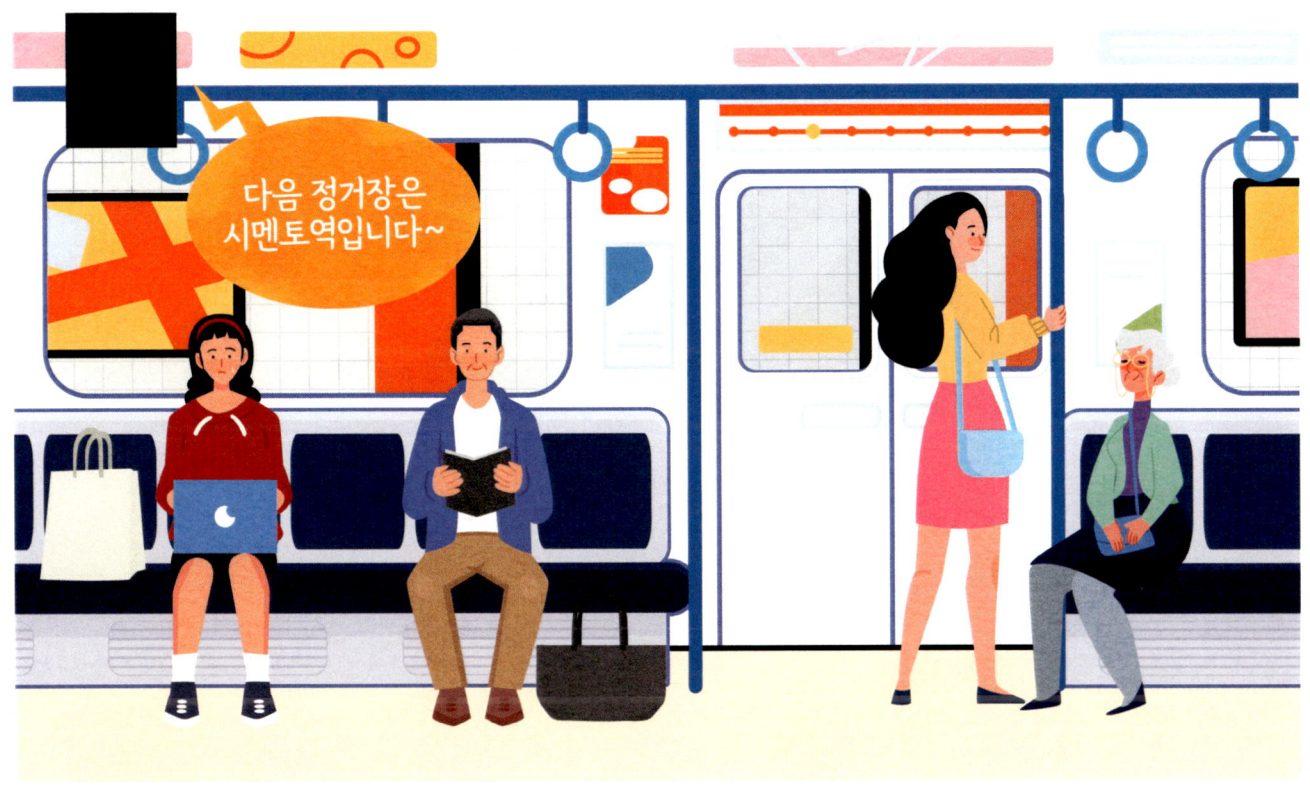

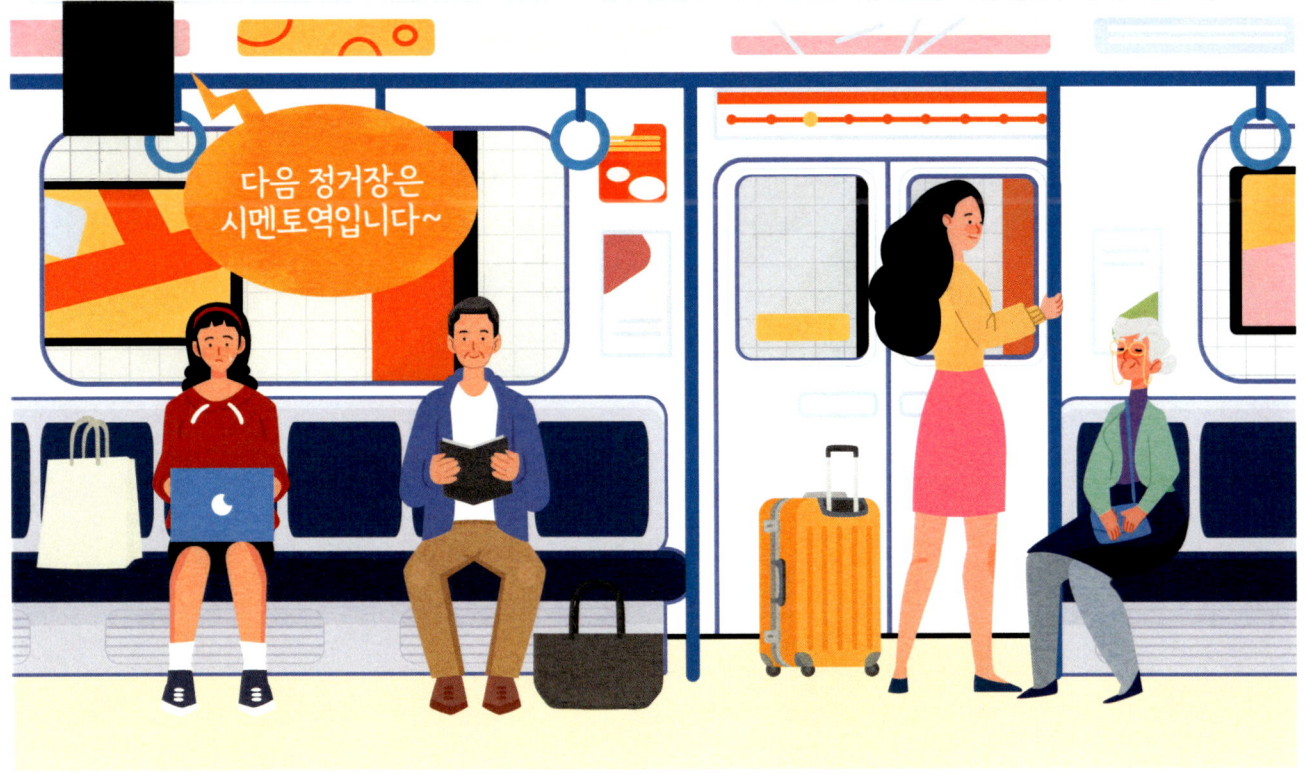

과일 트럭 아저씨

두 그림의 다른 부분 5곳을 찾아 동그라미 해보세요.

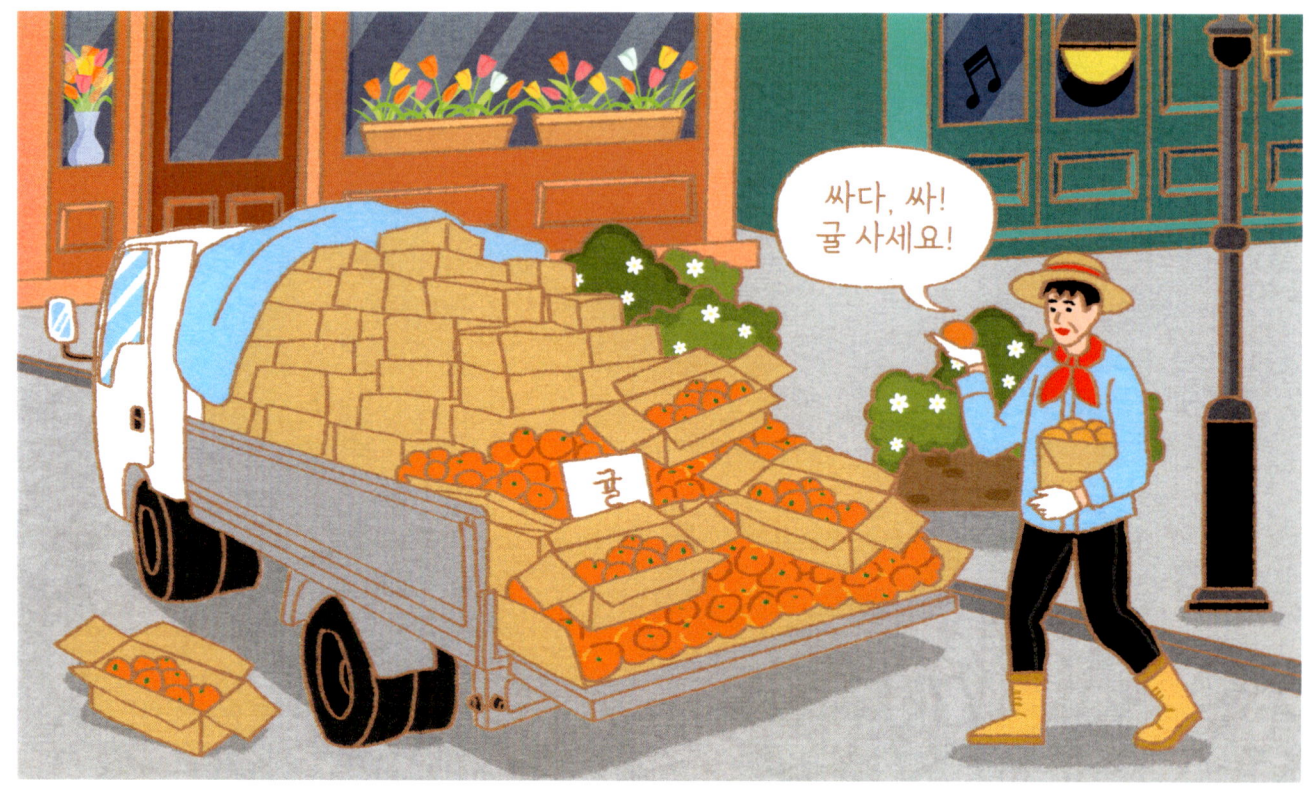

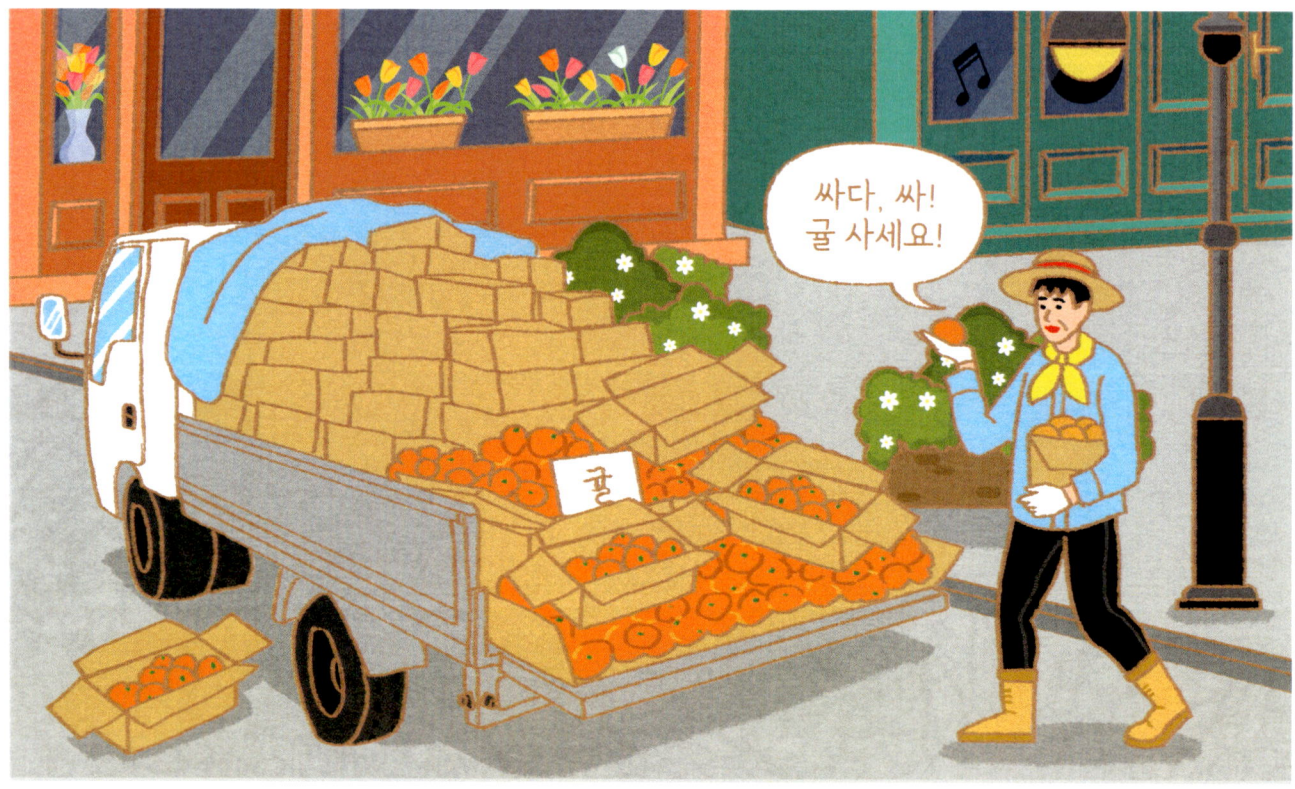

시골 골목길 1

그림을 잘 기억하고, 다음 장으로 넘어가세요.

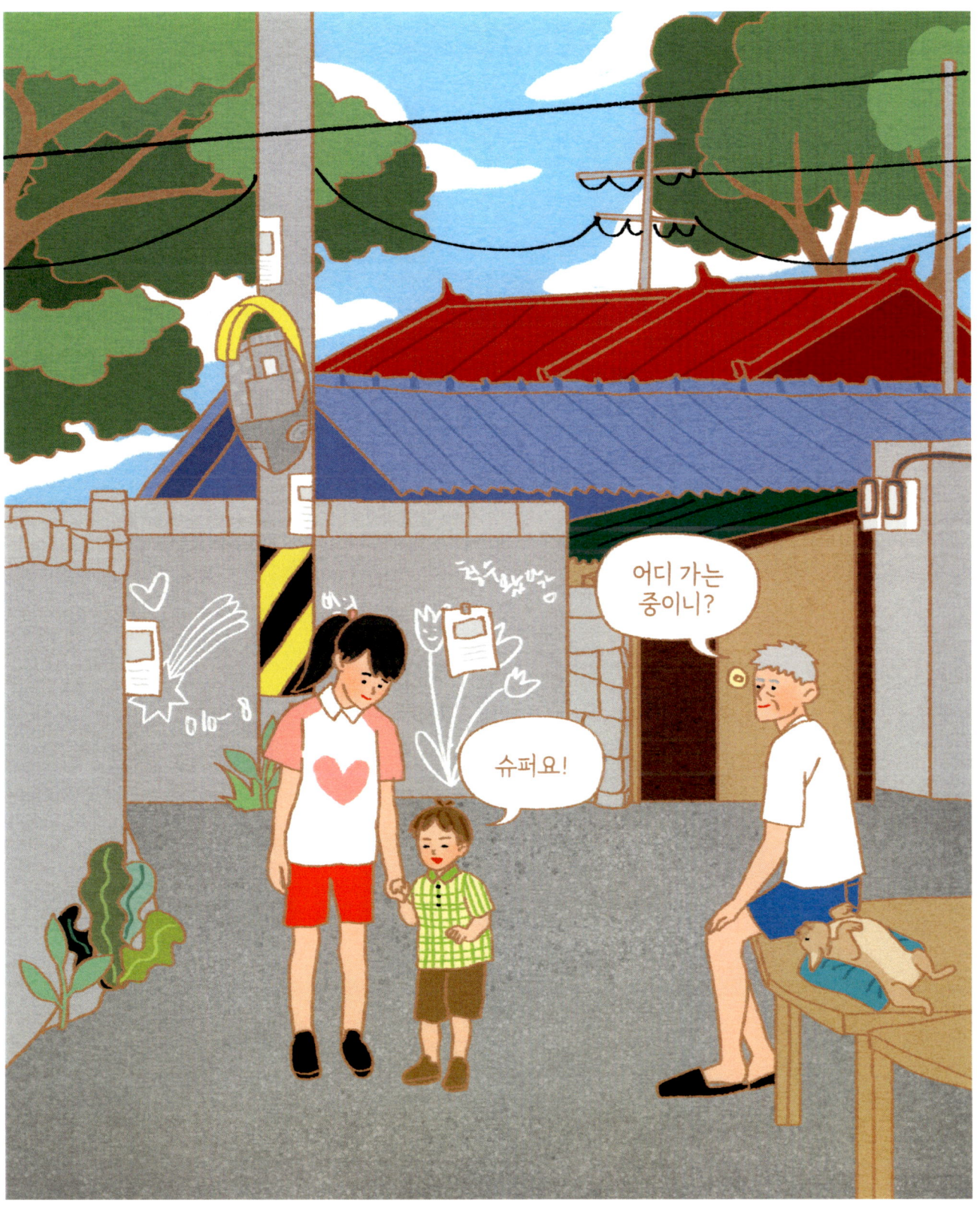

시골 골목길 2

앞 장을 잘 기억해 보고, 바뀐 모습 3곳을 찾아 동그라미 해보세요.

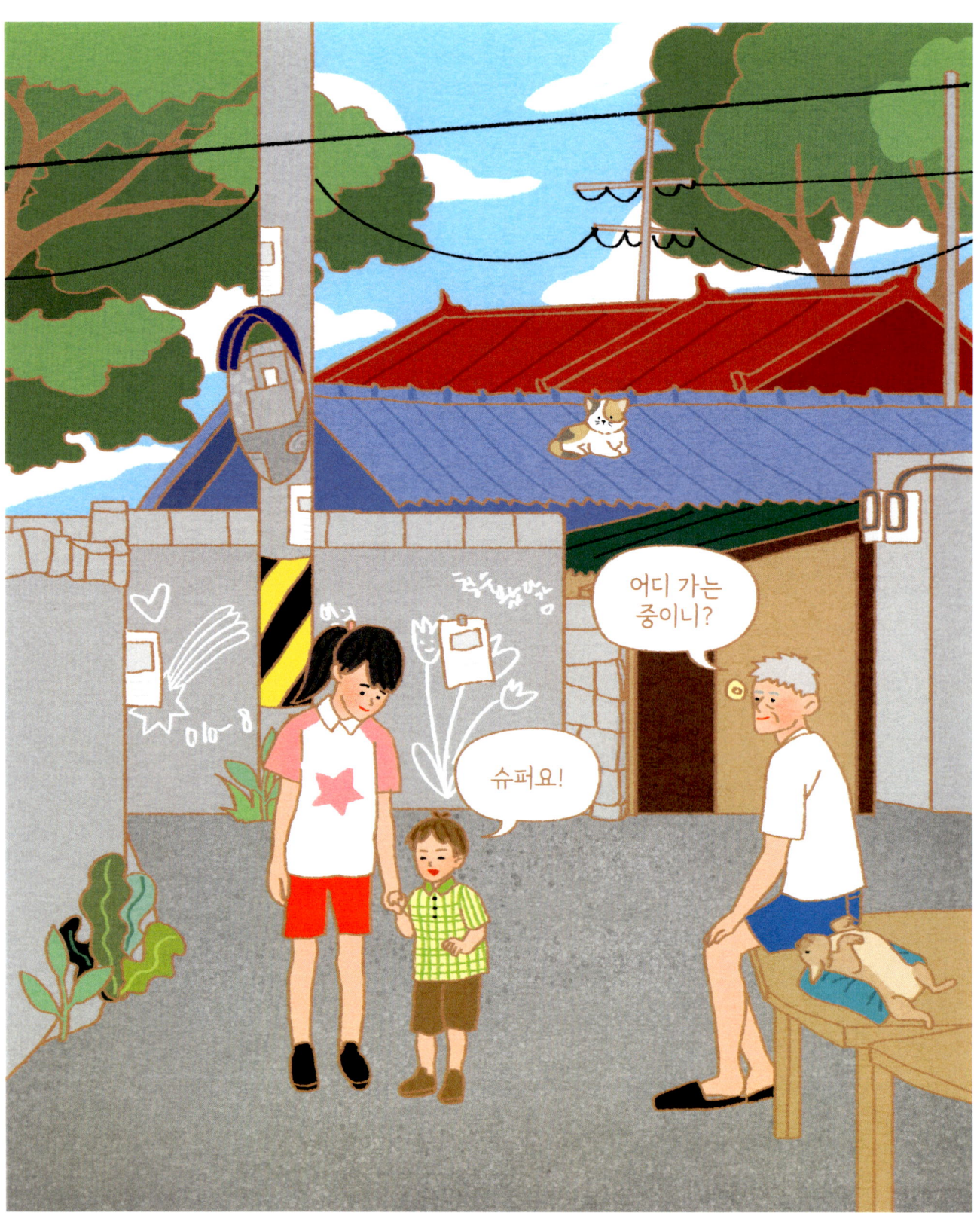

푸드코트

두 그림의 다른 부분 5곳을 찾아 동그라미 해보세요.

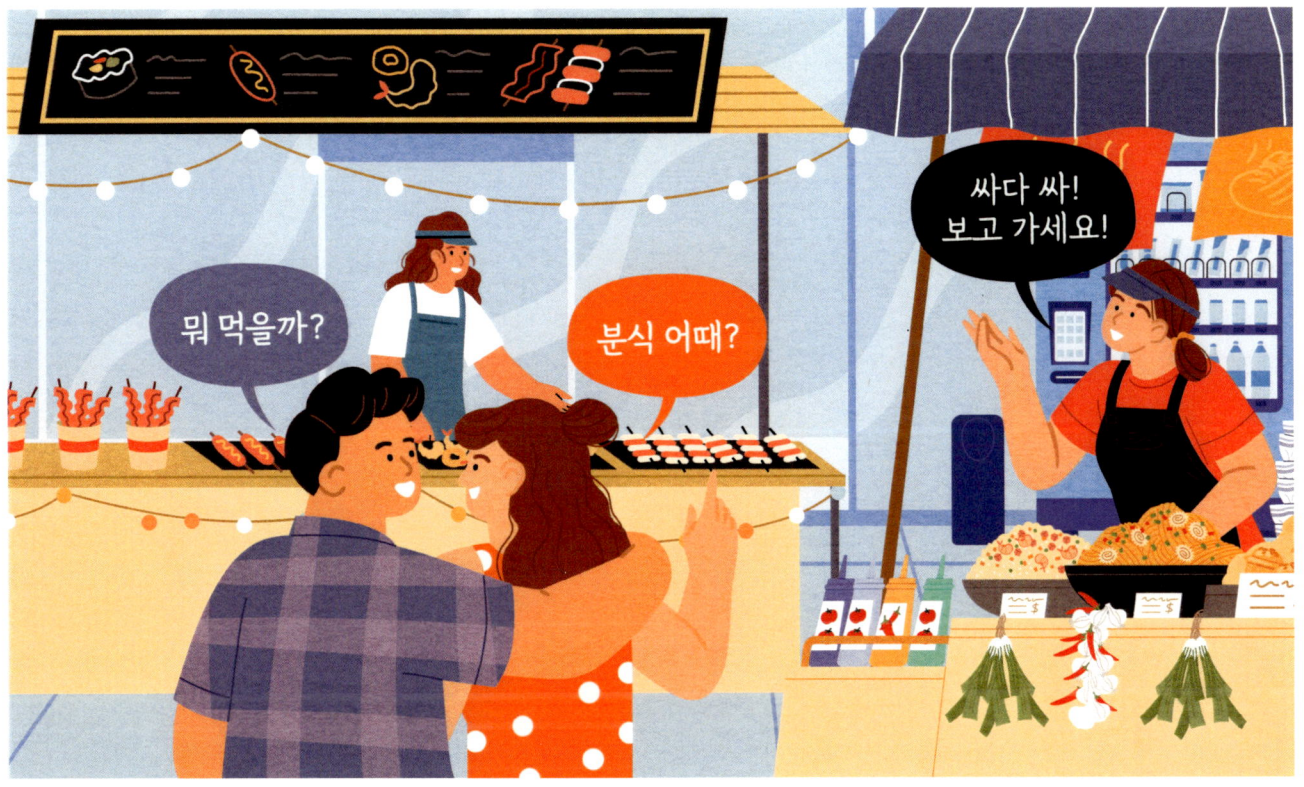

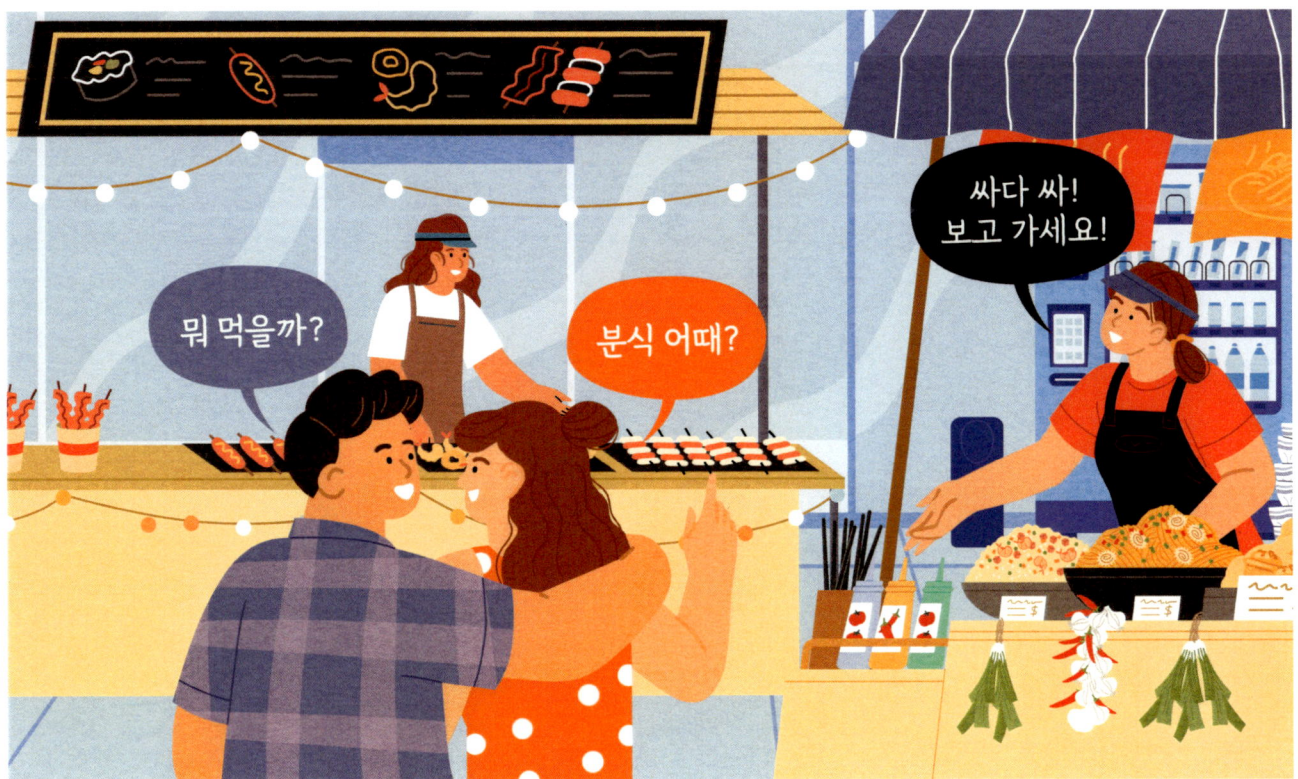

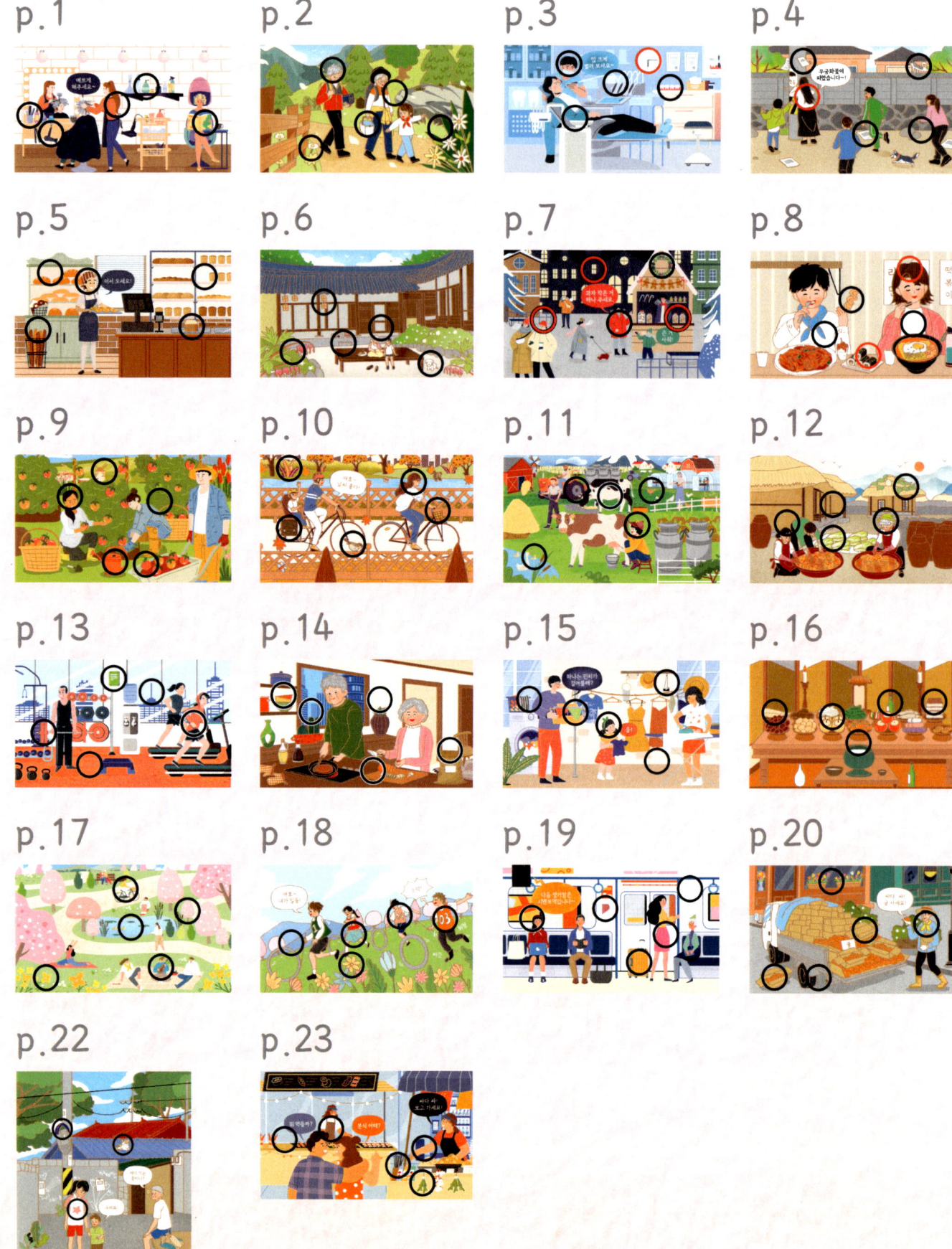